中国医学临床百家

高天文　石　琼／著

恶性黑素瘤
高天文 2019 观点

科学技术文献出版社
SCIENTIFIC AND TECHNICAL DOCUMENTATION PRESS

·北京·

图书在版编目（CIP）数据

恶性黑素瘤高天文2019观点 / 高天文，石琼著. —北京：科学技术文献出版社，2019.11

ISBN 978-7-5189-5683-8

Ⅰ．①恶… Ⅱ.①高… ②石… Ⅲ.①黑色素瘤—诊疗 Ⅳ.① R739.5

中国版本图书馆 CIP 数据核字（2019）第 123225 号

恶性黑素瘤高天文2019观点

策划编辑：王梦莹 责任编辑：李 丹 王梦莹 责任校对：文 浩 责任出版：张志平

出 版 者	科学技术文献出版社	
地 址	北京市复兴路15号 邮编 100038	
编 务 部	(010) 58882938，58882087（传真）	
发 行 部	(010) 58882868，58882870（传真）	
邮 购 部	(010) 58882873	
官 方 网 址	www.stdp.com.cn	
发 行 者	科学技术文献出版社发行 全国各地新华书店经销	
印 刷 者	北京地大彩印有限公司	
版 次	2019 年 11 月第 1 版 2019 年 11 月第 1 次印刷	
开 本	710×1000 1/16	
字 数	77千	
印 张	9.5	
书 号	ISBN 978-7-5189-5683-8	
定 价	99.00元	

序
Preface

韩启德

　　欧洲文艺复兴后，以维萨利发表《人体构造》为标志，现代医学不断发展，特别是从 19 世纪末开始，随着科学技术成果大量应用于医学，现代医学发展日新月异，发生了根本性的变化。

　　在过去的一个世纪里，我国现代化进程加快，现代医学也急起直追。但由于启程晚，经济社会发展落后，在相当长的时期里，我国的现代医学远远落后于发达国家。记得 20 世纪 50 年代，我虽然生活在上海这个最发达的城市里，但是母亲做子宫切除术还要到全市最高级的医院才能完成；我患猩红热继发严重风湿性心包炎，只在最严重昏迷时用过一点青霉素。20世纪60—70年代，我从上海第一医学院毕业后到陕西农村基层工作，在很多时候还只能靠"一根针，一把草"治病。但是改革开放仅仅30多年，我国现代医学的发展水平已经接近发达国家。可以说，世界上所有先进的诊疗方法，中国的医生都能做，有的还做得更好。更为可喜的是，近年来我国医学界开始取得越来越多的原创性成果，在某些点上已经处于世界领先地位。中国医生已经不再盲从发达国家的疾病诊疗指南，而能根据我们自己的经验和发现，根据我国自己的实际情况制定临床标准和规范。我们越来越有自己的东西了。

要把我们"自己的东西"扩展开来，要获得越来越多"自己的东西"，就必须加强学术交流。我们一直非常重视与国外的学术交流，第一时间掌握国外学术动向，越来越多地参与国际学术会议，有了"自己的东西"也总是要在国外著名刊物去发表。但与此同时，我们更需要重视国内的学术交流，第一时间把自己的创新成果和可贵的经验传播给国内同行，不仅为加强学术互动，促进学术发展，更为学术成果的推广和应用，推动我国医学事业发展。

我国医学发展很不平衡，经济发达地区与落后地区之间差别巨大，先进医疗技术往往只有在大城市、大医院才能开展。在这种情况下，更需要采取有效方式，把现代医学的最新进展以及我国自己的研究成果和先进经验广泛传播开去。

基于以上考虑，科学技术文献出版社精心策划出版《中国医学临床百家》丛书。每本书涵盖一种或一类疾病，由该疾病领域领军专家撰写，重点介绍学术发展历史和最新研究进展，并提供具体临床实践指导。临床疾病上千种，丛书拟以每年百种以上规模持续出版，高时效性地整体展示我国临床研究和实践的最高水平，不能不说是一个重大和艰难的任务。

我浏览了丛书中已经完稿的几本书，感觉都写得很好，既全面阐述了有关疾病的基本知识及其来龙去脉，又介绍了疾病的最新进展，包括笔者本人及其团队的创新性观点和临床经验，学风严谨，内容深入浅出。相信每一本都保持这样质量的书定会受到医学界的欢迎，成为我国又一项成功的优秀出版工程。

《中国医学临床百家》丛书出版工程的启动，是我国现代医学百年进步的标志，也必将对我国临床医学发展起到积极的推动作用。衷心希望《中国医学临床百家》丛书的出版取得圆满成功！

是为序。

作者简介

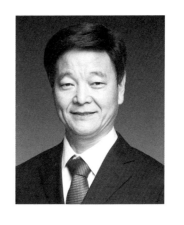

　　高天文　教授、主任医师，博士生导师。1955年生于云南禄劝，1983年毕业于第四军医大学，1992年获第三军医大学皮肤性病学博士学位，1996年完成美国Jonh Wayn Cancer Institut 2年博士后训练回国。曾任中华医学会皮肤性病学分会副主任委员、中华医学会医学美学与美容学分会副主任委员、中国医师协会皮肤科医师分会副会长、中华医学会皮肤性病学分会皮肤病理学组组长、中国医师协会皮肤科医师分会病理亚专业主任委员、中华医学会皮肤性病学分会白癜风研究中心首席专家、中国中西医结合学会皮肤性病学学分会肿瘤学组组长等职。先后主持包括国家自然科学基金重点项目在内的国家级课题14项，发表学术论文500余篇，其中SCI论文130余篇，作为主编、主译、副主编或副主译出版专著19部。发现并命名一

新疾病入选 2001 年中国医药科技十大新闻，2008 年获军队医疗成果一等奖。恶性黑素瘤研究获军队科技进步二等奖 2 项，白癜风研究获 2015 年陕西省科学技术一等奖。长期从事皮肤组织病理、黑素瘤、白癜风的临床及基础研究。

1997 年，在老主任刘玉峰教授的鼎力支持下，高天文接任西京医院皮肤科主任，两人携手带领科室人员共同努力，使学科从一个仅 10 余人，全院排行倒数第一、第二的弱小科室发展成有 200 余人的医院支柱学科。在此期间科室先后成为博士点、国家重点学科、全军皮肤病研究所等。2011 年年底高天文教授成功将学科交予西京皮肤医院王刚院长，同时将课题组交由大弟子、院中院副院长李春英教授带领。2015 年退休后，高教授全身心投入黑素瘤诊治与研究，同时于 2017 年带领科室骨干完成了大型专著《实用皮肤组织病理学》及《皮肤组织病理学入门》两书的再版，目前他仍不遗余力地努力工作，支持学科为实现国际领先的大目标继续拼搏。

作者简介
Author introduction

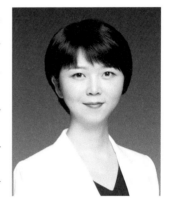

石 琼 讲师，主治医师。陕西籍。2009 年在第四军医大学获临床医学学士学位，2013-2017 年在李春英教授指导下获皮肤病与性病学博士学位。2015-2017 年攻读博士期间在美国杜克大学肿瘤研究中心魏庆义教授指导下进行黑素瘤研究。主要研究方向为黑素瘤发生及恶性进展的遗传学、表观遗传学调控机制。获国家自然科学基金优秀青年基金 1 项，为多项国家自然科学基金项目学术骨干，参与项目实施。发表 SCI 论文 20 篇，以第一作者及通讯作者在 *Cell Death Differ*、*Theranostics* 及 *J Invest Dermatol* 等 SCI 杂志发表多篇重要研究论文。获得国家发明专利两项。研究成果在美国皮肤病学年会（SID）、亚洲皮肤科大会、东亚皮肤科大会等国际国内学术会议上报告，研究论著多次获得中华医学会皮肤性病学分会 SCI

论文奖，2017 年荣获美中抗癌协会及亚洲癌症研究基金会优秀青年学者奖。2018 年在中华医学会皮肤性病学分会优秀研究生评选中荣获第一名。

审校简介

李春英 教授、主任医师，博士生导师。黑龙江籍。第四军医大学西京皮肤医院副院长，教育部"长江学者"特聘教授、国家杰出青年科学基金获得者、科技部"中青年科技创新领军人才"、国家"万人计划"领军人才。获

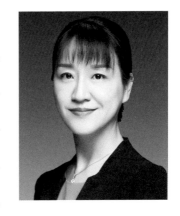

"树兰医学青年奖"、中国科协"求是杰出青年学者奖"等奖励。2003 年获博士学位，导师高天文教授。2005—2007 年在美国 MD Anderson 癌症中心学习 2 年。获国家自然科学基金重大研究计划重点项目、国家自然科学基金杰出青年项目及国家自然科学基金面上项目等课题 15 项，以第一作者及通讯作者发表 SCI 论文 65 篇，总影响因子 639。2001 年获得中国医药科技十大新闻奖（排名第 2）、2008 年获得军队医疗成果一等奖（排名第 2）、2015 年获得陕西省科学技术奖一等奖（排名第 2）。兼任中华医学会医学

美学与美容学分会常务委员、中华医学会皮肤性病学分会委员、中国中西医结合学会青年工作委员会副主任委员等职。专长：色素性疾病、皮肤肿瘤、皮肤病理、皮肤美容。

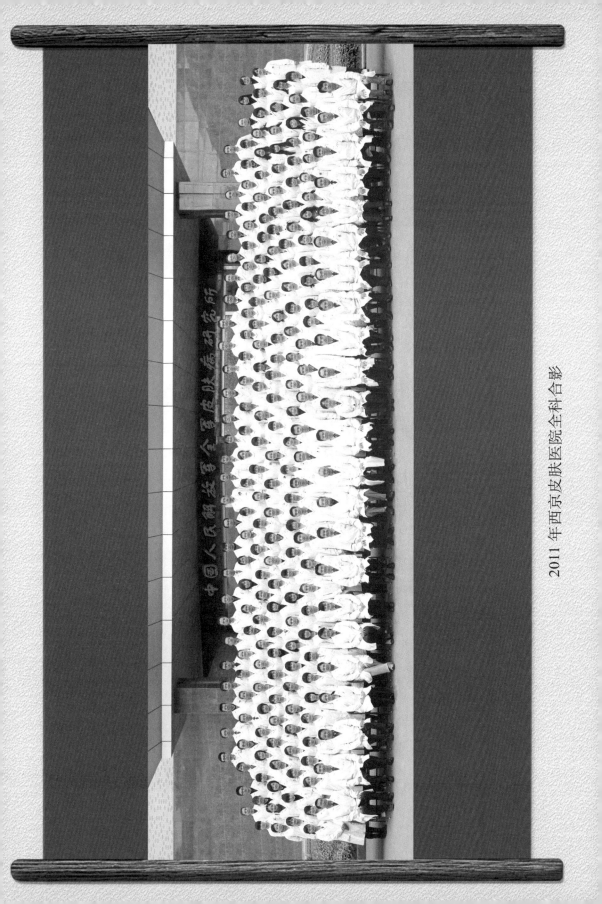

中国人民解放军空军医院皮肤病研究所

2011 年西京皮肤医院全科合影

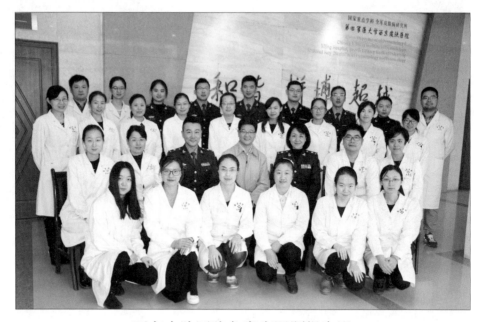

西京皮肤医院色素病课题组合影

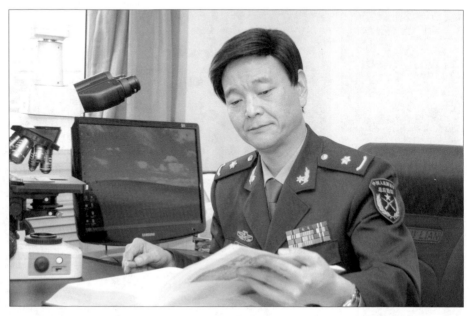

高天文工作照

前 言

三年前发生过一件令我无地自容的事。在一次全国性大赛中，我批评一位我科"美容黄埔班"毕业的医生在介绍国外黄褐斑 Wood 灯下分型时"胡说八道"，下来后她发短信告诉我，全国性大赛她只能按我所主编的教材阐述。她所说的教材，是 2011 年我应学会的要求负责组织编写的一部美容主诊医师培训教材，作者是学会的一群"大牌专家"，但估计至少一半内容是由水平颇低的研究生代笔，挂名作者可能根本没修改过。当时很不想将书稿交给出版社，但作为学会的一项工作不得不硬着头皮去完成。书稿交出后我坚决谢绝一切约稿，再不干"自毁长城"、害人又害己之事！

是的，书是为读者而写，为传播知识、传播思想而写，一定要有创新性、科学性、可读性、实用性，体现作者的思想和实践，让读者有较大的收获，否则就是浪费读者的时间和精力。我答应写此书，是我有足够的信心，相信本书能带给读者新的认知，能带给黑素瘤患者福音。此信心并非源自我一人，而是来自一个团队，书中的内容是一个团队的实践和观点。我特别请石琼主治医师编写新进展部分，请李春英教授对全书内容进行认真审阅。李春英是我的大弟子，石琼是李春英的大弟子，可谓"祖孙三代"共谋此书。为什么特别请她们参与，从书尾本团队已发表的文章列表，可知她们两位在黑素瘤研究领域、在这个团队中所做的贡献即可明白。

尽管我们很认真、很严谨地对待此书，但其中的大量内容尚未发表，未发表即尚未得到国际、国内专家的审查、把关，可能存在不少问题和争议，真诚地期望读者予以指正和商讨。

第四军医大学西京皮肤医院

高天文

2018 年 12 月 20 日

目 录
Contents

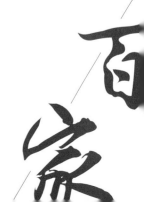

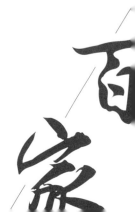

黑素瘤发病情况、病因及发病机制 / 078

黑素瘤研究新进展 / 087

附录：西京皮肤医院色素病组成员发表的黑素瘤相关文章 / 118

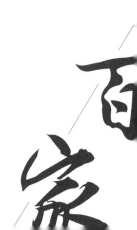

黑素瘤的概念

1. 黑素细胞发生恶性增生为黑素瘤，良性增生为形态各异的"痣"

黑素瘤（melanoma）又名恶性黑素瘤（malignant melanoma），非皮肤科专业人员常称其为黑色素瘤。有外行者称其为"黑色素细胞瘤"，但眼科、脑外科有时将脉络膜、软脑膜黑素细胞的良性增生称为黑色素细胞瘤。另外，还有一种疾病的名称易与之混淆：良性幼年性黑素瘤（benign juvenile melanoma），由于其病理改变与黑素瘤相似而得名，目前普遍用最早报告该病的作者名命名——Spitz 痣。

黑素细胞发生恶性增生为黑素瘤，良性增生则有数十种形态各异的"痣"。目前不论国内还是国外，良性黑素细胞增生肿瘤的名称都十分混乱，如 cellular nevi（细胞痣）、acquired melanocytic nevi（后天性黑素细胞痣）、common acquired melanocytic nevi（普通后天性黑素细胞痣）、mole（记）、common mole（普通记）、nevocytic nevi（痣细胞痣）、congenital nevi（先天性痣）等。尊重已形成的习惯，我们在《实用皮肤组织病理学》中仍将后天性黑素细胞痣称为色（素）痣，将出生即有的称为先天性色（素）痣，对形态上有明确诊断名称的如蓝痣、晕痣、太田痣等则用确切的名称[1]。

黑素细胞源于外胚叶神经嵴，胚胎期定位至皮肤、眼色素膜、软脑膜及内耳，在其经间充质迁移时，可残留于真皮及各内脏组织，所以黑素瘤可发生于身体的各个部位。

2. 黑素瘤临床分期、病理特点与预后直接相关

黑素瘤没有严格定义的早期、中期、晚期。早期通常指肿瘤浸润深度不超过真皮网状层上部，病理切片上肿瘤厚度小于 2mm、无溃疡、无转移的肿瘤。中期一般指肿瘤厚度大于 2mm，无转移的肿瘤。晚期则指已发生转移的肿瘤。国外文献中的将临床分期 ⅡA 以内的称为"低危"，ⅡB 以上的称为"高危"。表 2-1 是根据美国癌症联合委员会于 2009 年发表的黑素瘤临床分期、病理特征及预后制作的简表[2]。

表 2-1 黑素瘤临床分期、病理特点与预后的关系

分期	组织学特征／TNM 分类	生存率（%）		
		1 年	5 年	10 年
0	表皮内／原位黑素瘤（$TisN_0M_0$）	—	100	100
I A	$\leq 1mm^{\#}$，无溃疡且有丝分裂率 $< 1/mm^2$（$T_{1a}N_0M_0$）	99		93
I	$\leq 1mm$，有溃疡或 Clark IV／V *（$T_{1b}N_0M_0$）	—	94	87
	$1.01 \sim 2mm$，无溃疡（$T_{2a}N_0M_0$）	—	91	83
II A	$1.01 \sim 2mm$，有溃疡（$T_{2b}N_0M_0$）	—	82	67
	$2.01 \sim 4mm$，无溃疡（$T_{3a}N_0M_0$）	—	79	66
II B	$2.01 \sim 4mm$，有溃疡（$T_{3b}N_0M_0$）	—	68	55
	$> 4mm$，无溃疡（$T_{4a}N_0M_0$）	—	71	57
II C	$> 4mm$，有溃疡（$T_{4b}N_0M_0$）		53	39
III A	$1 \sim 3$ 个镜下局部淋巴结转移，原发灶无溃疡（$T_1 \sim T_{4a}N_1 \sim N_{2a}M_0$）	—	78	68
III B	$1 \sim 3$ 个镜下局部淋巴结转移，原发灶有溃疡（$T_1 \sim T_{4b}N_1 \sim N_{2a}M_0$）；$1 \sim 3$ 个可探测到的淋巴结转移，原发灶无溃疡（$T_1 \sim T_{4a}N_1 \sim N_{2b}M_0$）；无淋巴结转移，但有卫星灶或原发病灶至淋巴结间的途中转移灶（$T_1 \sim T_{4a}N_{2c}M_0$）	—	59	43
III C	$1 \sim 3$ 个可探测到的淋巴结转移，原发灶有溃疡（$T_1 \sim T_{4b}N_1 \sim N_{2b}M_0$）；4 个以上淋巴结转移；融合的或囊外扩展的淋巴结转移，伴淋巴结转移的途中转移灶或卫星灶（任何 TN_3M_0）	—	40	24
VI	远处皮肤、皮下或淋巴结转移，LDH 正常（任何 T，任何 NM_{1a}）	62	—	—
	肺部转移，LDH 正常（任何 T，任何 NM_{1b}）	53	—	—
	任何其他远处转移，LDH 正常；LDH 增高的任何远处转移（任何 T，任何 NM_{1c}）	33	—	—

注：此表为 AJCC 2009 年第七版，2010 年 1 月启用的黑素瘤分级标准。

#：Breslow 厚度：使用目镜测微器测量出的肿瘤厚度，从颗粒层顶部到肿瘤浸润最深处的垂直厚度。

*：Clark 分级：根据肿瘤在真皮中的浸润深度划分。

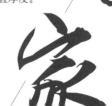

3. 从黑斑出现至诊断黑素瘤的时间多为 1 ~ 3 年

我们曾对 1981—2000 年的 185 例皮肤黑素瘤进行回顾分析[3]，病史从 0.5 个月到 576.0 个月，平均 57.4 个月，多数为 1 ~ 3 年。病史很长的多为色痣恶变，当时未将色痣恶变的黑素瘤剔除，因先天性痣恶变多发生在 30 岁以后，病史很长，未剔除此部分病例致使平均病史明显延长。黑素瘤的确诊高峰在 51 ~ 60 岁、61 ~ 70 岁、71 ~ 80 岁 3 个年龄段；发病高峰为 41 ~ 50 岁、51 ~ 60 岁两个年龄段。

参考文献

1. 高天文，王雷，廖文俊 . 实用皮肤组织病理学 . 北京：人民卫生出版社，2018：574.

2. Nading M A，Balch C M，Sober A J. Implications of the 2009 American Joint Committee on Cancer Melanoma Staging and Classification on dermatologists and their patients.Semin Cutan Med Surg，2010，29（3）：142-147.

3. 孙东杰，高天文，李春英，等 . 西安、重庆两所医院 20 年皮肤恶性黑素瘤回顾 . 中华皮肤科杂志，2004（2）：37-39.

黑素瘤临床诊断与鉴别

4. 黑素瘤的临床特点多符合 ABCDE 规则

对于一个较大的黑色斑块、结节，即使是非专科医生也很容易想到黑素瘤的诊断（图 4-1 ～图 4-4）。但对于早期黑素瘤，因相似的疾病颇多，非常难以鉴别。ABCDE 规则对黑素瘤与色痣的鉴别有一定意义，该规则用 5 个词的首字母：皮损不对称（asymmetry）、边缘不规则（border irregularity）、颜色多样（colour variegation）、直径（diameter）＞ 6mm、渐增大（evolving）[1, 2]。此规则有助于对公众进行科普及提高非专科医生对早期黑素瘤的警惕，但部分脂溢性角化病、先天性痣有时可符合以上标准，而部分黑素瘤反而不符合此规则，因此需要特别注意，后面的黑素瘤鉴别诊断中将予列举。

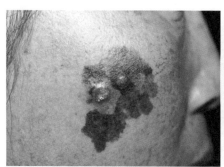

图 4-1 恶性雀斑样黑素瘤

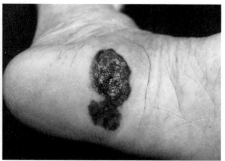

图 4-2 肢端黑素瘤

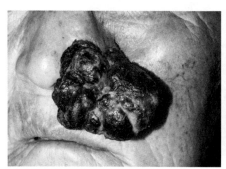

图 4-3 结节性黑素瘤

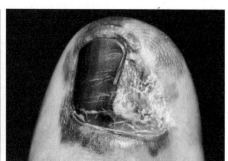

图 4-4 甲黑素瘤

5. 原位黑素瘤手术切除即可终身治愈

一般认为黑素瘤恶性程度很高、发展很快，其实并非都是如此。真正进展特别快，数月、半年即发生转移的只是少数。多数生长 1～2 年，还有一小部分甚至经过多年，增生的黑素细胞仍位于表皮内—原位黑素瘤，即最早期的黑素瘤。原位黑素瘤只需沿皮损边缘扩大 0.5cm 切除，术后无须用任何药物即可达到终身治愈。这一阶段的黑素瘤大多被误诊为色痣，只要不是用激光等非手术方法祛除，手术后病理诊断原位黑素瘤再扩大切除仍无问题。此处展示几例原位及早期黑素瘤。

病例 1：足底原位黑素瘤（图 5-1）

女，35 岁，左足底褐色斑疹 6 年，渐增大，无不适。皮损约 5mm×4mm，形状不规则，边缘毛刺状。病理诊断原位黑素瘤。

病例 2：面部原位黑素瘤（图 5-2）

女，44 岁，右耳下黑色斑片 20 年，缓慢增至约 12mm×10mm，形状不规则，边缘毛刺状，色素尚均匀。病理诊断原位黑素瘤。

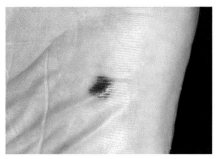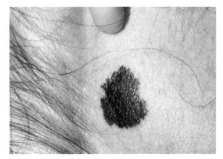

图 5-1 足底原位黑素瘤　　　　　　　图 5-2 面部原位黑素瘤

病例 3：手掌原位黑素瘤（图 5-3）

女，45 岁，左手掌黑色丘疹 4 年，渐增大，偶痒。约 6mm×6mm，光滑，色素均匀，形状不规则，边缘毛刺状，色素尚均匀。病理诊断原位黑素瘤。

病例 4：甲原位黑素瘤（图 5-4）

女，55 岁，左手食指甲线状黑斑 2 年，初为纵行线状黑色条纹，近 2～3 个月明显增宽。病理诊断甲原位黑素瘤。

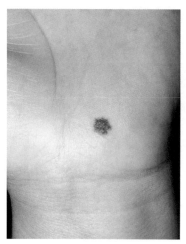
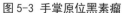
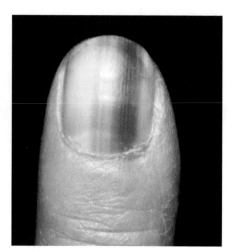

图 5-3 手掌原位黑素瘤   图 5-4 甲原位黑素瘤

病例 5：躯干原位黑素瘤（图 5-5）

女，41 岁，背部正中褐色斑 10 年，渐增大并高于皮面，偶感瘙痒。约 1cm 大小，有痂皮。病理诊断原位黑素瘤。

病例 6：躯干原位黑素瘤（图 5-6）

女，48 岁，左臀部黑色扁平丘疹 5 年。初约 0.3cm，缓慢增至 0.5cm。黑色扁平丘疹，界清，色素均匀。病理诊断黑素瘤ⅠA 期。

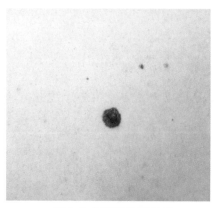
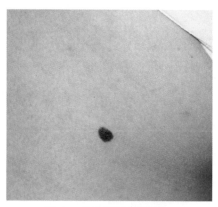

图 5-5 躯干原位黑素瘤   图 5-6 躯干原位黑素瘤

病例 7：足部原位黑素瘤（图 5-7）

男，45 岁，右足内侧褐色斑 10 余年。缓慢增大。约 0.8cm，形状不规则，边界欠清。病理诊断原位黑素瘤。

病例 8：上肢原位黑素瘤（图 5-8）

女，51 岁，左上肢黑色丘疹 10 余年。缓慢增大，无自觉症状。黑斑约 0.5cm，形状不规则，边缘不清，色素不均。病理诊断黑素瘤ⅠA 期。

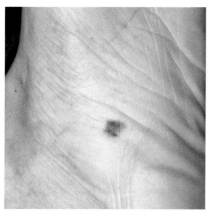

图 5-7 足部原位黑素瘤

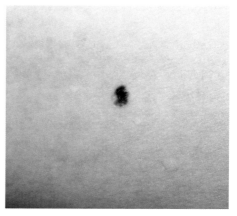

图 5-8 上肢原位黑素瘤

6. 黑素瘤的临床诊断正确率一般为 70% 左右

黑素瘤的临床诊断正确率一般为 70% 左右，即便像笔者这样一辈子研究和诊治黑素瘤的高年资医生，诊断错误比例仍不低于 5%。表 6-1、表 6-2 分别展示西京皮肤医院 2016 年临床误诊为其他疾病的黑素瘤及 2015—2016 年临床误诊为黑素瘤的其他疾病。从两表中可以看出，像西京皮肤医院这样在国内皮肤科学界诊治黑素瘤最多、经验最丰富的科室，误诊、漏诊率仍不低。这就是笔者几十年来一直坚持并反复强调不要用激光治疗色痣、切除的任何肿瘤组织必需行病理检查的重要原因之一。

表 6-1 2016 年临床误诊为其他疾病的黑素瘤

报告日期	性别	年龄(岁)	临床诊断	病理诊断
2016/1/12	女	52	甲细菌感染	浸润性黑素瘤
2016/2/3	女	65	角化棘皮瘤？毛母质瘤？	无色素性黑素瘤
2016/2/24	男	45	左足底外伤感染（癌？）	黑素瘤ⅡC期
2016/4/19	男	56	隆突？血管肉瘤？	浸润性黑素瘤
2016/4/20	女	41	脂溢性角化病？色素痣？	黑素瘤ⅠA期
2016/4/22	女	51	脂溢性角化病；色素痣	黑素瘤ⅠA期
2016/5/6	女	45	SK；日光性角化病？	恶性雀斑样痣
2016/5/9	女	38	色素痣	原位黑素瘤
2016/5/10	女	51	色素痣	黑素瘤ⅠA期
2016/5/17	女	37	色素痣？待除外MM	原位黑素瘤
2016/5/18	女	48	色素痣	原位黑素瘤
2016/9/23	男	53	色素痣；脂溢性角化病？	黑素瘤ⅠA期
2016/8/18	女	35	甲母痣恶变？	原位黑素瘤
2016/9/27	女	75	鳞状细胞癌；BCC	浸润性黑素瘤
2016/12/20	女	60	色素痣	浸润性黑素瘤
2016/12/23	男	56	慢性溃疡	考虑黑素瘤

表 6-2 2016 年临床误诊为黑素瘤的其他疾病

报告日期	性别	年龄（岁）	临床诊断	病理诊断
2016/1/5	女	44	黑素瘤	基底细胞癌
2016/2/3	男	30	甲原位黑素瘤	甲母痣
2016/1/19	女	2	黑素瘤	汗腺中心痣
2016/2/18	女	65	黑素瘤	皮内痣
2016/3/10	女	34	原位黑素瘤	甲母痣
2016/5/24	男	67	黑素瘤	鲍温病
2016/5/30	男	49	黑素瘤	表皮囊肿破裂异物反应
2016/6/20	女	30	原位黑素瘤	混合痣
2016/8/22	男	83	黑素瘤?	基底样鳞状细胞癌
2016/10/31	女	65	黑素瘤?	鲍温病
2016/12/5	女	39	黑素瘤	皮肤纤维瘤

7. 最难与黑素瘤鉴别的疾病是色痣、基底细胞癌及脂溢性角化病

临床上多种皮肤疾病易与黑素瘤相混淆，表 7-1 是西京皮肤医院 2011 年前临床误诊为黑素瘤的其他皮肤疾病。从表 7-1、表 8-1 中可以看出，最难与黑素瘤鉴别的疾病是色痣，排第二的是基底细胞癌，第三为脂溢性角化病。黑素瘤临床诊断的要点：首先是皮损形态特点，其次是病史，皮肤镜检查有重要帮助。但有些情况下，仍无法避免误诊。

表 7-1 270 例临床误诊为黑素瘤的其他疾病

临床误诊	误诊病例
色痣	45 例
基底细胞癌	45 例
脂溢性角化病	22 例
血管瘤及血管角皮瘤	6 例
化脓性肉芽肿	6 例
皮肤纤维瘤	4 例
甲下出血	4 例
鳞状细胞癌	3 例
鲍温病	3 例
其他及未诊断	138 例

展示几个临床误诊为黑素瘤的其他疾病（图 7-1～图 7-6）：

病例 1：脂溢性角化病（图 7-1）

女，46 岁，左耳廓黑斑 40 余年，增大、突起 1 年，曾抓破出血，临床考虑先天性小痣恶变（黑素瘤）。皮肤镜提示脂溢性角化病。病理证实为脂溢性角化病。

病例 2：基底细胞癌（图 7-2）

男，44 岁，右鼻唇沟黑色丘疹 44 年，出生后右鼻唇沟发现黑色丘疹，渐增大，3 年前外用药物后皮损增大，于当地医院行手术切除，未行病检。2 年前局部复发，渐增大，糜烂，反复结痂及脱落。黑色斑块 1.5cm×1.0cm，形状不规则，界较清，部分糜烂、痂皮，边缘见萎缩性瘢痕。临床诊断黑素瘤。病理诊断：基底细胞癌。

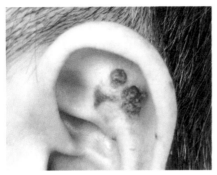

图 7-1 脂溢性角化病

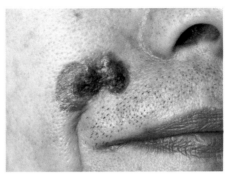

图 7-2 基底细胞癌

病例 3：足底复合痣（图 7-3）

女，44 岁，右足底黑斑 3 年。渐扩大，约 1cm×0.6cm 大小。临床诊断原位黑素瘤，病理诊断：复合痣。

病例 4：外阴部鲍温病（图 7-4）

女，65 岁，外阴部黑褐色斑块 2 年。初约 0.5cm，偶瘙痒、疼痛，渐增大，高于皮面。检查示黑褐色斑块 3cm×5cm，表面粗糙，边界尚清，色素分布不均匀。临床诊断黑素瘤。皮肤镜示黑色团块状、点状、褐色色素网状结构，蓝白面纱样结构，色素分布不均匀，提示黑素瘤。病理诊断：鲍温病。

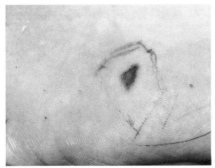

图 7-3 足底复合痣

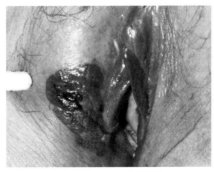

图 7-4 外阴部鲍温病

病例 5：基底细胞癌（图 7-5）

男，55 岁，右膝外侧丘疹 2 年。皮损约 0.9cm，暗红色小结节，质韧，界清，表面可见少许浅黑色斑，临床考虑黑素瘤，病理诊断：基底细胞癌。

病例 6：蓝痣（图 7-6）

女，33 岁，左足背出现黑褐色丘疹 6 年。皮损约 0.6cm，黑褐色丘疹，边界欠清，周边可见约 0.1cm 大小黑色丘疹、斑疹。临床考虑黑素瘤。病理诊断：蓝痣。

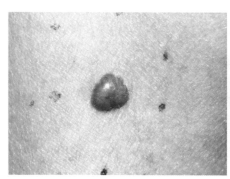 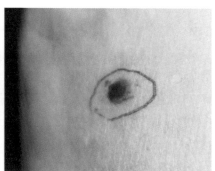

图 7-5 基底细胞癌　　　　　　　　图 7-6 蓝痣

8. 一组被临床医生误诊为其他疾病的黑素瘤剖析

西京皮肤医院 2011 年以前有 81 例黑素瘤临床第一诊断为其他疾病，主要被误诊为下列疾病（表 8-1）：

表 8-1 81 例黑素瘤临床主要误诊为下列疾病

临床误诊	误诊病例
色痣	34 例
脂溢性角化病	7 例
化脓性肉芽肿	6 例
基底细胞癌	3 例
鳞状细胞癌	3 例
血管瘤	2 例
其他	26 例

前面展示多例早期黑素瘤，临床均误诊为色痣。本处另选一组有较大难度的病例进行剖析（图 8-1 ～图 8-10）。

病例 1：误诊为色痣的 IB 期黑素瘤（图 8-1）

女，29 岁，左肩部黑斑 20 余年，隆起 1 年。临床诊断：色痣。病理诊断：黑素瘤，IB 期，肿瘤厚度 1.2mm。

误诊分析：获得性色痣恶变，皮损小，易被忽视。丘疹边缘出现色素斑是色痣恶变的特征之一，且此种变化发生的时间约 1 年。行皮肤镜检查通常能帮助做出诊断。

病例 2：误诊为色痣的 IB 期黑素瘤（图 8-2）

女，45 岁，左肩胸部丘疹 5 年，缓慢增大，偶搔抓致局部出血。临床考虑色痣。皮肤镜检查提示符合色痣改变。病理诊断：黑素瘤，IB 期，肿瘤厚度 1.4mm。

误诊分析：皮损小，皮肤镜未提供正确的结果，造成误诊。

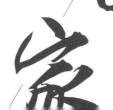

30 岁后很少新发色痣，若黑丘疹能除外脂溢性角化病、基底细胞癌等，首先考虑黑素瘤。本例偶有搔抓致局部出血，亦高度提示黑素瘤。皮损放大可见色素不均、边缘不整齐、表面高低不平，均为黑素瘤的重要特征。皮肤镜表现应具有一些黑素瘤的特点，诊断错误是因为看皮肤镜的医生经验不足。

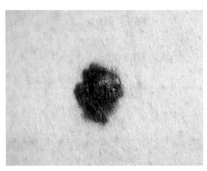 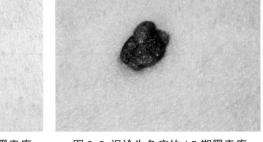

图 8-1 误诊为色痣的 I B 期黑素瘤　　图 8-2 误诊为色痣的 I B 期黑素瘤

病例 3：误诊为色痣的 I A 期黑素瘤（图 8-3）

女，60 岁，右侧眼角下方黑色斑片 7 年余，缓慢增大，颜色渐加深，临床诊断色痣。病理诊断：黑素瘤，I A 期，肿瘤厚度 0.25mm。

误诊分析：黑斑生长慢，缺乏黑素瘤的主要形态特点。但发病年龄很重要，53 岁发生，除黑素瘤外，更应考虑脂溢性角化病，诊断色痣无道理，若行皮肤镜检查应很有帮助。

病例 4：误诊为色痣的原位黑素瘤（图 8-4）

女，48 岁，右手掌黑斑 30 余年。初 0.4cm 大小，缓慢增大。黑斑约 0.8cm，形状不规则，边界不清，呈毛刺状，色素欠均匀。临床诊断色痣。病理诊断：原位黑素瘤。

误诊分析：该皮损发生于 10 余岁，增大缓慢，形态上具有原位黑素瘤的各种特点，应考虑色痣恶变，恶变发生在近几个月内可能性大。

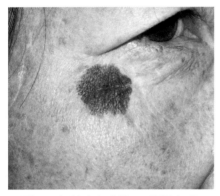 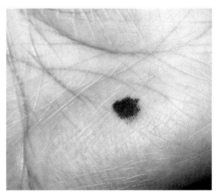

图 8-3 误诊为色痣的ⅠA期黑素瘤　　图 8-4 误诊为色痣的原位黑素瘤

病例 5：误诊为色痣的ⅠA 期黑素瘤（图 8-5）

女，41 岁，右足弓黑斑 8 年，渐增大。黑斑约 1.2cm×0.8cm，形状不规则，边缘不清，色素不均匀。临床诊断色痣。病理诊断：黑素瘤，ⅠA 期。

误诊分析：该皮损发生于 30 岁以后，具有黑素瘤的各种特点，稍有经验的医生均应首先考虑黑素瘤而不是色痣。

病例 6：误诊为脂溢性角化病的恶性雀斑样痣（图 8-6）

女，45 岁，左面部黑褐色斑片 5 年，缓慢增大，颜色变深。临床诊断考虑脂溢性角化病、日光性角化病。病理诊断：恶性雀斑样痣。

误诊分析：本例皮损 40 岁发生，较大，色素不均，边缘不整齐，临床第一诊断脂溢性角化病有一定道理，但皮损表面相对光滑，中央出现色素减退斑，首先应考虑恶性雀斑样痣。行皮肤镜检查应该很有帮助。

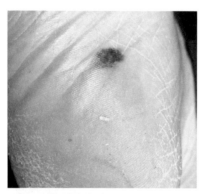 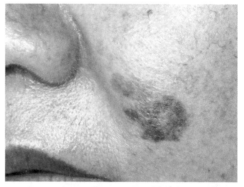

图 8-5 误诊为色痣的ⅠA 期黑素瘤　　图 8-6 误诊为脂溢性角化病的恶性雀斑样痣

病例 7：误诊为感染性肉芽肿的ⅡC 期黑素瘤（图 8-7）

女，60 岁，右足弓与足跟交界处黑色丘疹 4 年，破溃 1 个月，伴渗液。临床诊断感染性肉芽肿？黑素瘤？病理诊断：黑素瘤，ⅡC 期，肿瘤厚度 4.5mm。

误诊分析：该例从皮损的形态看诊断难度很大，考虑到了黑素瘤。从图片中可看出手术方式是扩大约 0.5cm 切除，待病理明确诊断后再根据肿瘤厚度进一步扩大 2cm 切除。需要总结的教训是未重视患者提供的黑丘疹病史，另外皮损出现溃疡、渗液仅 1 个月，与第一诊断感染性肉芽肿相去较远。

病例 8：误诊为色痣的ⅠA 期黑素瘤（图 8-8）

女，42 岁，右股外侧黑斑 1 年余。皮损约 0.6cm，形状不规则，高于皮面，表面粗糙。临床考虑色痣？基底细胞癌待排。皮肤镜示：结构不对称，皮损中央见不典型蓝白结构。病理诊断：黑素瘤，ⅠA期。

误诊分析：皮损小，病史短，缺少黑素瘤的基本特点，考虑基底细胞癌有一定道理，但41岁发生不应先考虑色痣。皮肤镜结果对诊断及鉴别诊断给予了重要提示。

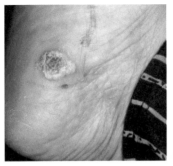 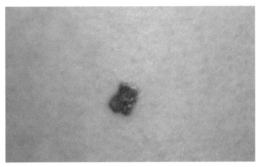

图 8-7 误诊为感染性肉芽肿的 ⅡC期黑素瘤　　　图 8-8 误诊为色痣的ⅠA期黑素瘤

病例9：误诊为日光性黑子的ⅠA期黑素瘤（图8-9）

女，60岁，左颧部褐色斑片10余年。皮损缓慢增大，2年前褐色斑片内出现黑斑，曾行激光治疗。褐色斑片约2cm，边界不清，上部有数个2～3mm大小的融合性黑斑点，黑斑处有萎缩性瘢痕。临床考虑日光性黑子。皮肤镜示：毛囊周围团块状黑褐色色素结构及褐色色素沉着。病理诊断：恶性雀斑样型黑素瘤，ⅠA期。

误诊分析：该褐色斑诊断难度较大，此类形态通常考虑脂溢性角化病，但斑片内出现黑斑点有重要提示意义。在诊断不明确前用激光治疗有很大风险。皮肤镜排除了脂溢性角化病，也有重要提示意义。

病例 10：误诊为角化棘皮瘤的无色素性黑素瘤（图 8-10）

女，65 岁，右颞部红色结节 20 余年，渐增大。患者 20 余年前发现右颞部红色小结节，缓慢增大，梳头时损伤 2 次致流血。临床诊断角化棘皮瘤。病理诊断：无色素性黑素瘤，ⅡB 期。

误诊分析：此皮损属极端情况。无色素性结节，病史长达20 余年，生长缓慢，临床不像皮肤科的任何一种恶性肿瘤。有一定经验的皮肤科医生通常会想到皮肤附属器良性肿瘤，基本上不会考虑黑素瘤，也不会考虑角化棘皮瘤。

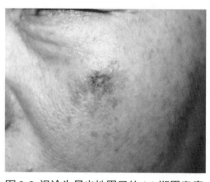 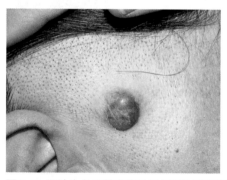

图 8-9 误诊为日光性黑子的ⅠA 期黑素瘤　图 8-10 误诊为角化棘皮瘤的无色素性黑素瘤

9. 将临床误诊率降至最低的途径是学习

笔者在优麦平台上做黑素瘤系列讲座时对误诊原因编了一个顺口溜：

就诊极早、皮损过小，

形态特殊、难度太大，

学习不足、经验尚少，

神经短路、糊涂头脑。

这其中主要强调学习，通过学习，努力提高临床鉴别水平。一个人的临床经验永远都是有限的，只有不断地学习、总结、提高，才能将临床误诊率降至最低。需努力避免顺口溜最后一句，从前面的几个病例中不难看出，有的误诊显然是一时的糊涂。这种糊涂有时是因门诊量过大无时间分析及思考造成的；有时是过度疲劳，反应能力下降所致；有时可能是心不在焉导致。顺口溜中尚未提到一条：永远都别太自信！这在笔者的诊疗生涯中有过不少教训。

对如何减少误诊也编了一个顺口溜：

心中有念黑素瘤，

察颜观色看边缘，

细研病史抓要点，

学好用好皮肤镜。

做到了这几点，误诊率定将极大的降低。

10. 皮肤镜对黑素瘤的鉴别诊断具有重要价值

应用皮肤镜可将皮内及甲下出血、基底细胞癌、脂溢性角化病、皮肤纤维瘤等各种非黑素细胞肿瘤性疾病轻易与黑素细胞肿瘤区别，使误诊率大为降低。黑素瘤与色痣类良性损害的鉴别有一定难度，在众多相关研究中皮肤镜 7 点法较简单，易于掌握[3]。该法将黑素细胞肿瘤的基本改变归纳为 7 条：①非典型色素网；②蓝白幕；③非典型血管形态；④不规则条纹；⑤不规则色素球／小点；⑥不规则斑点；⑦退化结构。前 3 条最具价值，各计 2 分，后 4 条各计 1 分。各项得分相加，总分等于或大于 3 分提示黑素瘤，小于 3 分表明为良性黑素细胞肿瘤（表 10-1）。图 10-1 显示 4 个黑素瘤临床图及相应的皮肤镜图。

表 10-1 皮肤镜 7 点法区分黑素瘤与良性黑素细胞肿瘤

皮肤镜标准	定义	分数
非典型色素网	黑色、棕色或灰色色素网伴有不规则的小洞和粗线	2
蓝白幕	不规则的无结构区域与上覆白色"磨玻璃"的幕融合的蓝色色素沉着。色素沉着不能占据整个病灶，通常对应于病变的临床突起部分	2
非典型血管形态	退化结构内发现点状或不规则线性血管	2
不规则条纹	病变外周棕色至黑色的指状延伸，通常不与色素网相连	1
不规则色素球／小点	黑或褐色的椭圆形、圆形的结构，大小可变，不规则地分布在病变内部	1
不规则斑点	黑色、棕色或灰色的无结构区域非对称分布于病变内	1
退化结构	白色瘢痕样色素脱失和（或）蓝色类似胡椒面样颗粒，通常对应病变的可触及部分	1

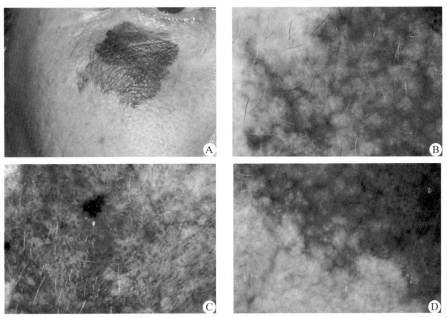

A. 非典型色素网，不规则条纹，不规则色素球，非典型血管形态；B. 不规则条纹，不规则斑点，蓝白幕；C. 非典型色素网，不规则条纹，蓝白幕；D. 非典型色素网，不规则条纹，不规则色素球，蓝白幕。

图 10-1 黑素瘤临床图及相应的皮肤镜图

11. 皮肤镜能一目了然，但临床难与黑素瘤鉴别的几种主要疾病

图 11-1 ～图 11-4 展示了 4 个临床表现很难与黑素瘤鉴别，但皮肤镜能做到一目了然的疾病。

1. 脂溢性角化病：特征性的虫蚀状边缘，粉刺样开口及脑回状结构（图 11-1）。

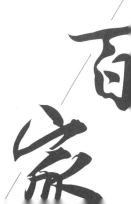

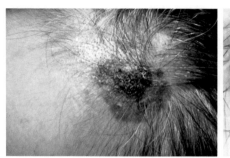
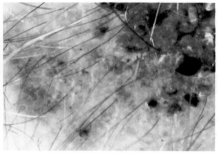

图 11-1 脂溢性角化病及相应的皮肤镜图

2. 基底细胞癌：特征性的半透明蓝灰色素卵圆形巢及分枝状毛细血管扩张（图 11-2）。

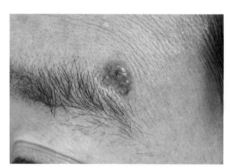
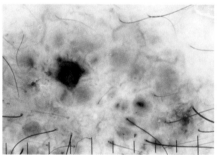

图 11-2 基底细胞癌临床图及相应的皮肤镜图

3. 丘疹型血管角皮瘤：特征性的多发大浊不一的黑色血栓，蓝灰色背景伴血管扩张（图 11-3）。

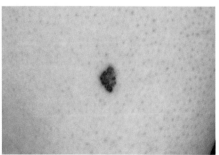
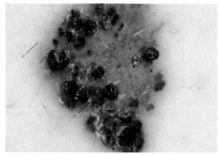

图 11-3 丘疹型血管角皮瘤临床图及相应的皮肤镜图

4. 黑踵：特征性的弥漫性大片状红斑（图 11-4）。

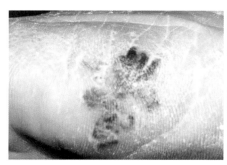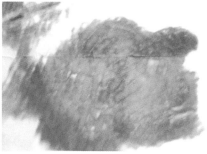

图 11-4 黑踵临床图及相应的皮肤镜图

参考文献

1.Friedman R J，Rigel D S. The clinical features of malignant melanoma. Dermatol Clin，1985，3（2）：271-283.

2.Abbasi N R，Shaw H M，Rigel D S，et al. Early diagnosis of cutaneous melanoma：revisiting the ABCD criteria. JAMA，2004 ，292（22）：2771-2776.

3.Argenziano G，Fabbrocini G，Carli P，et al. Epiluminescence microscopy for the diagnosis of doubtful melanocytic skin lesions. Comparison of the ABCD rule of dermatoscopy and a new 7-point checklist based on pattern analysis. Arch Dermatol，1998，134（12）：1563-1570.

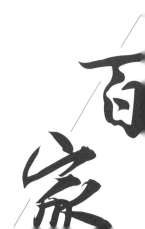

黑素瘤病理诊断与鉴别

12. 黑素瘤的诊断组织病理说了算

对于炎症性皮肤病，大多不需要借助病理做诊断。对于皮肤肿瘤，无论临床多么有把握，最终均以病理诊断为准。病理在黑素瘤中意义尤为重要，其作用不仅限于做出明确的诊断，更为关键的是依据病理所见可以指导临床治疗、判断患者的预后。手术切除范围、药物的选用、用药时间长短等都要根据病理切片上的肿瘤厚度、有无溃疡、有无血管淋巴管内瘤细胞、有无微转移、核分裂指数、淋巴细胞浸润多少等综合确定。

13. 黑素瘤病理诊断关键看表皮

黑素瘤生长分水平生长期及垂直生长期两个阶段。水平生长期包括原位黑素瘤及微浸润黑素瘤。水平生长期的黑素瘤生长常很缓慢，进入垂直生长期后肿瘤迅速增大，但结节型黑素

瘤似乎从一开始即进入垂直生长阶段。直接发生于真皮内的黑
素瘤极为罕见。表皮内的下列改变是诊断黑素瘤的要点，改变
见图 13-1 ～图 13-8。

(1) 不对称；

(2) 黑素细胞散布于表皮各层；

(3) 黑素细胞水平扩展；

(4) 基底部黑素细胞连续增生不呈巢；

(5) 黑素细胞不典型；

(6) 黑素细胞坏死；

(7) 相对较大，皮损＞ 6mm。

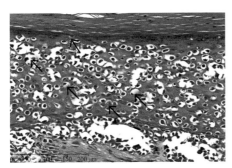

图 13-1 黑素细胞散布于表皮各层

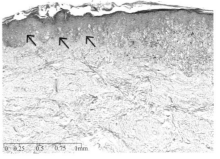

图 13-2 黑素细胞水平扩展

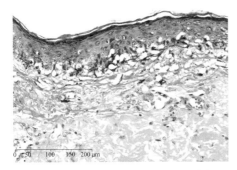

图 13-3 黑素细胞沿基底线状增生

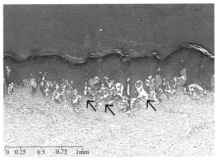

图 13-4 黑素细胞巢相互融合

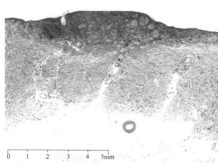

图 13-5 肿瘤不对称

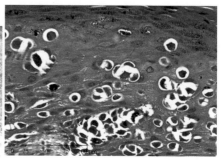

图 13-6 瘤细胞异型性明显

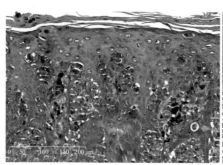

图 13-7 瘤细胞坏死

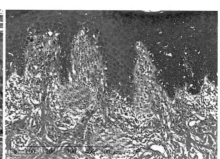

图 13-8 淋巴细胞浸润

14. 缺乏色痣的成熟现象是病理诊断浸润性黑素瘤的第一要点

浸润性黑素瘤的病理诊断首先是看表皮内有无原位黑素瘤的上述特点。其次，真皮内有一个特殊的改变——缺乏色痣的成熟现象，即近表皮部的黑素细胞大、成巢、色素多（图 14-1）。黑素瘤则出现相反的改变，即深部的黑素细胞大、成巢、色素多（图 14-2）。黑素瘤细胞形态差异非常大，可以呈上皮样细胞、梭形细胞、气球状细胞、透明细胞、泡沫样细胞、印戒样细胞、瘤

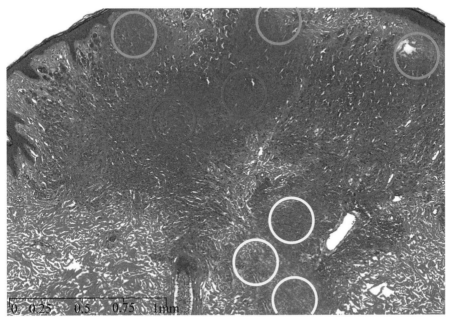

图 14-1 痣组织的成熟现象

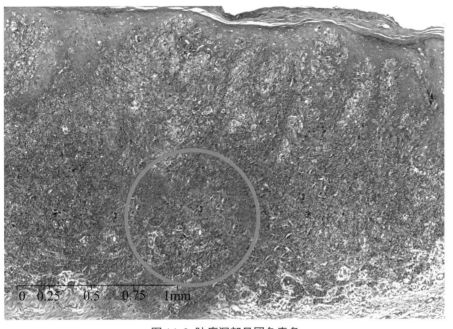

图 14-2 肿瘤深部呈团色素多

巨细胞、蓝痣样瘤细胞、痣样小细胞、淋巴样瘤细胞、浆细胞样瘤细胞、成纤维细胞样瘤细胞、黏液样瘤细胞等[1]（图 14-3），可含大量色素或无色素。所以病理诊断主要根据结构的异型性，其次考虑细胞形态。以下为浸润性黑素瘤的病理诊断要点：

（1）有原位黑素瘤的表皮改变特点；

（2）缺乏色痣的成熟现象；

（3）细胞异型性；

（4）淋巴管内或血管内有瘤细胞；

（5）瘤内及瘤周血管增生。

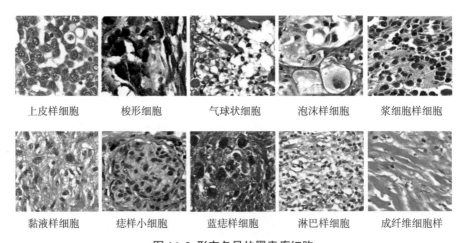

| 上皮样细胞 | 梭形细胞 | 气球状细胞 | 泡沫样细胞 | 浆细胞样细胞 |
| 黏液样细胞 | 痣样小细胞 | 蓝痣样细胞 | 淋巴样细胞 | 成纤维细胞样 |

图 14-3　形态各异的黑素瘤细胞

15. 黑素瘤的组织病理诊断难度位列各种疾病之首

在 2001 年西安召开的全国皮肤病理会上，美国的 Dr. Farmer 展示了他的一项研究，将 10 张诊断困难的黑素细胞肿瘤的病理切片交由 10 位美国最有名的黑素瘤病理专家阅片，最终 38% 的诊断未能获一致意见，而且这些专家的解释出入很大[2]。

年 2017 中国医师协会皮肤科年会北美专场上，来自美国的病理专家演讲时谈到，北美病理科医生因诊断错误被告上法庭的第一大疾病是黑素瘤，其次才是乳腺癌。

黑素瘤病理诊断有两大难点，一是良恶性黑素细胞肿瘤的鉴别，二是无色素性黑素瘤与其他非黑素细胞肿瘤的鉴别。后者在免疫组织化学染色广泛应用后已得到有效解决，但良恶性黑素细胞肿瘤的鉴别一直困扰着病理医生。

16. 良恶性黑素细胞肿瘤组织病理鉴别诊断中主要有四大难点

病理鉴别良恶性黑素细胞肿瘤的难点主要有以下四个方面：一是甲黑素瘤与甲母痣，一些病例凭临床经验能肯定为黑素瘤，但病理上缺乏结构和细胞异型性的依据，仅见甲母质基底层黑素细胞增生，部分甚至由于甲结构的特殊，制片困难，造成肿瘤特异部位的缺失；二是足底黑素细胞性损害，少数早期良恶性损害在很大程度上只能凭医生的经验，无法通过一个客观的标准获得共识；三是 Spitz 痣与黑素瘤的鉴别，部分只能依靠临床与病理的紧密结合，给出一个倾向性的诊断；四是一些成人的早期黑素细胞性损害，因早期观察不到明显的病理改变，有时只能按恶性损害扩大切除并长期观察。

17. 组织病理易将 Spitz 痣等多种良性疾病误诊为黑素瘤

临床病理诊断中最易将下列疾病误诊为黑素瘤：

（1）Spitz 痣；

（2）甲母痣；

（3）形态特殊的色痣；

（4）先天性痣结节；

（5）婴幼儿先天性痣；

（6）肢端色痣；

（7）复发性痣；

（8）含色素的非黑素细胞增生性肿瘤。

18. 组织病理易将早期黑素瘤误诊为色痣等多种良性疾病

黑素瘤在病理诊断中最易被误诊为下列疾病：

（1）成人 Spitz 痣；

（2）甲母痣；

（3）色痣；

（4）复发性痣；

（5）纤维细胞肿瘤；

（6）神经性肿瘤；

（7）低分化性癌及肉瘤。

19. Spitz 痣最易误诊为黑素瘤

儿童的皮损，如果临床诊断血管瘤或化脓性肉芽肿，病理报告为黑素瘤，那么 Spitz 痣被病理误诊为黑素瘤的可能性极高。因 Spitz 痣的病理改变有时与黑素瘤十分相似，很难鉴别。从 Spitz 痣的另一名称——幼年性良性黑素瘤来看，不难理解其易被误诊的原因，所以我们一直强调病理必须结合临床。成人 Spitz 痣更是如此，特别是年龄大于 30 岁的 Spitz 痣，至少半数以上被误诊为黑素瘤，我们每年的会诊病例中均会遇到此类误诊。

20. 冰冻切片不宜用于黑素瘤诊断

对于一个较大的黑素瘤，有一定经验的临床医生仅靠临床即能诊断，而且根据临床特点能估计出肿瘤浸润厚度，直接扩大切除送病理即可，没必要行费力、费事、费钱的术中冰冻切片。此外，对于石蜡切片诊断都困难的早期黑素瘤，由于冰冻切片上细胞形态变化大，送冰冷切片难以做出明确诊断。鉴于上述两方面的理由，西京皮肤医院近十几年均直接切除黑素瘤而不取活检。由于未先取活检，偶尔将基底细胞癌、色痣按黑素瘤扩大切除，增加了患者的痛苦。但与先取活检相比，减少了绝大多数患者活检的痛苦并降低了转移的风险。因事先经过充分沟通，约 1% 的患者虽然增加了痛苦，但均能理解医生的失误并愉快地接受，未曾因此发生过纠纷。

21.HMB45 及 Ki–67 等免疫组化指标对黑素瘤的诊断很有帮助

诊断黑素瘤的免疫组化指标主要是 HMB45 及 Ki-67。单抗 HMB45 的抗原成份是黑素小体的结构蛋白 gp100，该抗原只在增殖活跃的黑素瘤细胞、表皮内的黑素细胞中表达，具有非常高的特异性及阳性率。单抗 Ki-67 标记核增殖抗原，对鉴别良恶性很有帮助。若 Ki-67 非常高，提示瘤细胞增殖极活跃，治疗用药的力度宜加大。经常一起使用的免疫组化抗体还有 Melan-A、S100、SOX10 等抗体。结缔组织增生性黑素瘤中 HMB45、Melan-A 阴性，S100、SOX10 阳性。对于较大的黑素瘤，染 VEGF-C、D2-40，以判断血管、淋巴管内有无瘤细胞，同时判断新生血管形成情况。偶然情况下需与上皮来源肿瘤、淋巴瘤等鉴别时，则需同时使用标记角蛋白或淋巴细胞的抗体。十几种抗体常规行免疫组化染色属不必要的浪费，应予避免。

22. 免疫组化对早期黑素瘤的鉴别意义十分有限

HMB45 在交界痣和复合痣的表皮内及真皮浅部痣细胞中也为阳性，所以对鉴别原位黑素瘤及极早期的黑素瘤一般没有意义。极早期的黑素瘤细胞增殖慢，相应地，Ki-67 指数也低，所以通常无鉴别意义。另外，HMB45 有时在 Spitz 痣、儿童色痣中可出现阳性，需紧密结合临床及 Ki-67 指数综合判断。

23. 部分黑素细胞肿瘤的良恶性只能靠时间检验

临床实践中，一部分黑素细胞肿瘤的良恶性鉴别十分困难，一些所谓的色痣被药物腐蚀、激光祛除或手术切除，由于未行病理检查，多数患者没什么事，部分患者则在随后出现肿瘤复发、转移、甚至死亡。这其中一部分可能是使用不恰当的治疗方法导致良性的色痣恶变，一部分则是早期黑素瘤被医生误诊为色痣进行错误的治疗而酿成不良后果。然而，即便如同笔者一辈子研究黑素瘤，在临床诊断、病理诊断、治疗、基础科研各方面均十分精通的"专家"，对部分病例的良恶性仍无法仅凭临床表现做出正确判断。如前所述，有时只能说恶性可能性较大，通过与患者沟通后行一次性扩大切除，以避免多余的活检及二次手术。但偶尔也有误判，有时认为良性可能性更大，按良性切除，病理诊断恶性再进行一次扩大切除；还有一部分是病理判断不了良恶性。我们有一例 26 岁的患者，左外踝下出现黑丘疹 8 个月，最大径约 0.7cm，临床判断 I 期黑素瘤，拟扩大切除，家人坚决要求不予扩大切除，待病理明确为恶性后再决定进一步的措施。我们的病理报告 IA 期黑素瘤，但患者将切片借到北京，不同专家得到一致的结论——Spitz 痣，拒绝进一步治疗。患者赴美国做博士后约 1 年发生淋巴结转移，在美国行淋巴结清扫后 1 年发生脑转移，家人再次来找笔者时患者已昏迷，只能告知准备后事。

24. 组织病理测厚度是黑素瘤分期、治疗、预后的基础

黑素瘤的诊断赖于组织病理，临床治疗同样有赖于组织病理学的精确分期。Breslow 发现，对无转移的黑素瘤，随着肿瘤厚度的增加，5 年、10 年生存率逐渐降低[3,4]（图 24-1 为根据 AJCC 第 7 版制作的直方图），从而为黑素瘤的分期奠定了坚实基础。Breslow 厚度测量方法是从表皮颗粒层顶部至肿瘤底部，原位为 0，然后以 1mm、2mm、4mm 几个厚度进行分期。Clark 分级是根据肿瘤侵袭水平分为 Ⅰ～Ⅳ级，该分级对肿瘤预后与 Breslow 厚度有很好的相关性，且在显微镜下很直观，然而对于较厚的肿瘤预测较差，AJCC 第 8 版已不再参考 Clark 分级[5]。肿瘤厚度与分期的标准见表 2-1，测量方法见图 24-2 ～图 24-5。

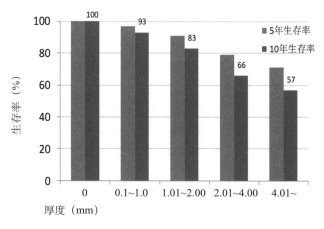

图 24-1 尚未转移的不同厚度黑素瘤 5 年、10 年生存率

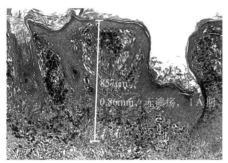

图 24-2　ⅠA 期黑素瘤

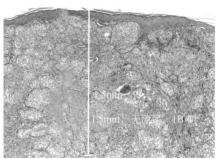

图 24-3　ⅠB 期黑素瘤

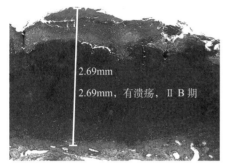

图 24-4　ⅡB期黑素瘤

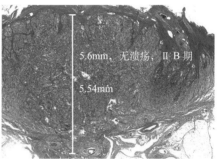

图 24-5　ⅡB期黑素瘤

25. 黑素瘤厚度应有免疫组化基础

多数病例通过 HE 切片即可确定黑素瘤的厚度，但有时很难判断究竟是原位还是浸润性黑素瘤，一些微转移常常需通过 Melan-A 标记染色才能发现。我们曾有 1 例"ⅠA 期"黑素瘤病例，患者 74 岁，左无名指末端黑斑 7 年，截指术后 15 个月发生腋下淋巴结转移，PET/CT 发现肝转移。很难理解ⅠA 期可以在 1 年多的时间里发展为Ⅳ期。因当年对诊断明确的病例我们未常规行免疫组化染色，肿瘤发生转移后方行免疫组化染色观察，发现实际浸润深度远非 HE 切片所见情况（图 25-1、图 25-2）。

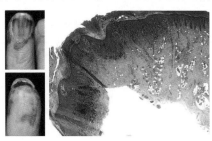
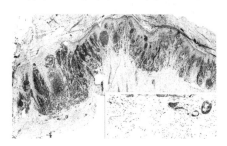

图 25-1 HE 切片诊断ⅠA 期黑素瘤　　　　图 25-2 Melan-A 染色示微转移

26. 厚度是判断黑素瘤预后最重要的指标，第二位是有无溃疡

Breslow 厚度是判断黑素瘤预后最重要的指标，第二位是有无溃疡。同样厚度的黑素瘤，若出现溃疡则预后急剧降低。图 26-1 是同样厚度的黑素瘤有无溃疡的 10 年生存率比较。影响预后的其他指标还有核分裂指数、Ki-67 指数、淋巴细胞浸润多少、部位及年龄等。

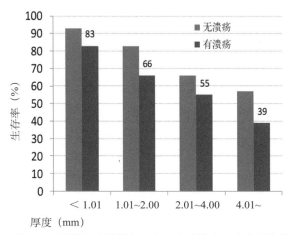

图 26-1 同样厚度的黑素瘤有无溃疡的十年生存率比较

参考文献

1.高天文，王雷，廖文俊．实用皮肤组织病理学．北京：人民卫生出版社，2018：627-629.

2.Farmer E R. The Fundamental Issue of Diagnosis. Arch Dermatol，2002；138（5）：684-685.

3. Breslow A. Thickness，cross-sectional areas and depth of invasion in the prognosis of cutaneous melanoma. Ann Surg，1970，172：902.

4. Balch C M，Buzaid A C，Soong S J，et al. Final version of the American Joint Committee on Cancer staging system for cutaneous melanoma. J Clin Oncol，2001 Aug 15，19（16）：3635-48.

5.Gershenwald J E，Scolyer R A，Hess K R，et al. Melanoma staging：Evidence-based changes in the American Joint Committee on Cancer eighth edition cancer staging manual. CA Cancer J Clin，2017，67（6）：472-492.

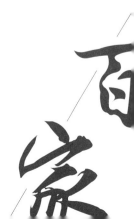

黑素瘤与色痣关系密切

27. 先天性小痣恶变在黑素瘤发生中占比约 15%

色痣恶变在黑素瘤发生中的比例究竟多高？哪些色痣易恶变？如何正确分析黑素瘤是否源于色痣？笔者在研究生阶段针对争论最激烈的先天性小痣是否易恶变等问题，应用多种与肿瘤增生活性相关的技术方法进行系统的对照研究，并通过收集临床资料加以验证，明确了先天性小痣恶变在黑素瘤发生中占有重要地位[1,2,3]，1981—1990 年的统计资料显示，源于先天性小痣恶变的黑素瘤占 13.4%[4,5]。10 年后，研究生孙东杰统计分析了重庆西南医院及西安西京医院两大医院 1991—2000 年的资料，源于先天性小痣恶变的黑素瘤占 16.1%。汇总 20 年的资料，15.4% 的皮肤黑素瘤源于先天性小痣恶变[6]。此处需注意的是，我们尚无法统计先天性小痣恶变的比例究竟有多高。

28. 先天性巨痣易恶变，但在黑素瘤中的占比很低

文献及教科书中将面积大于 20cm×20cm 的色痣定义为先天性巨痣，然而对于新生儿来说，20cm×20cm 可能已接近患者体表面积的 5%。笔者的研究中将大于体表面积 1% 的色痣定义为巨痣，即大于患者 1 手掌面积。19 世纪 70 年代国外关于先天性巨痣恶变的资料及文章颇多，一项较为有说服力的研究表明恶变率为 6.3%，其中 60% 的恶变发生于 10 岁以内，因此把先天性巨痣看作黑素瘤的"癌前病变"（precursor），多数学者主张于出生后数月内予以彻底切除[7,8]。尽管先天性巨痣恶变率高，但先天性巨痣发生率很低，因此临床上看到的先天性巨痣恶变病例极少，在我们的黑素瘤资料中不足 0.5%。

对于手术治疗问题，以往我们请整形科医生会诊切除一些巨痣，术后的瘢痕及排汗等问题给患者造成了很大的痛苦，另外未来发生瘢痕癌的可能性也不能忽视。目前我们的做法是尽量采用扩张器，扩张的皮肤能够覆盖创面者方予手术，过大的巨痣宁愿予以长期观察而不建议积极手术。

29. 组织病理不能否定先天性巨痣恶变

先天性巨痣通常很大，有的累及整个肢体或躯干，恶变可发生于某一部位的表皮、真皮、皮下或更深的组织内，因此仅取 1 个或数个部位行病理检查有无恶变，不能否定巨痣已发生恶

变，部分中等大小的先天性痣也是如此。我们有一个头面部先天性巨痣恶变病例（图 29-1），患者左颞部痣组织部位胀痛，疑巨痣恶变，取病理均示痣组织，无恶变证据，磁共振示恶变位于颅内，手术证实该巨痣恶变发生于颅内，头皮巨痣未发现恶变组织（图 29-2）。1 例约 5cm×2cm 的先天性痣临床未注意到已恶变，分两次切除，第一次病理报告为皮内痣，第二次切除剩余痣组织时才注意到边缘 1 处直径约 0.5cm 的组织与其余部分有差异，病理示先天性痣恶变。

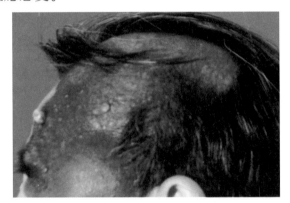

图 29-1 头皮先天性巨痣恶变

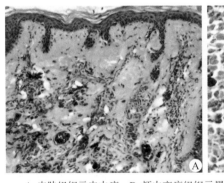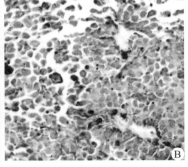

A. 皮肤组织示皮内痣；B. 颅内变病组织示黑素瘤

图 29-2 病理

30. 先天性巨痣中出现结节不等于已恶变

先天性巨痣及中等大小的先天性痣中都可出现结节，部分为恶变结节，部分则为良性增生性结节。有时良性增生性结节增长颇快，临床很难判断，需通过病理、免疫组化综合分析。图 30-1、图 30-2 系 1 岁男婴，出生时右颞头皮多个黑斑片，其中 1 较大斑片中出现结节，增长快，约 2cm×2cm。切除结节，组织病理报告为皮内痣，未见恶变的任何迹象，即先天性痣内增生性结节。

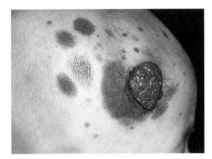 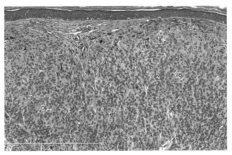

图 30-1 先天性痣内增生性结节　　图 30-2 先天性痣内增生性结节病理

31. 龟头、包皮先天性痣常至青春期才发现

多数儿童幼时包皮不能外翻，龟头、包皮先天性色痣不能及时发现而误认为后天性色痣，部分色痣甚至在包皮能外翻后数年才发现。若色痣仅位于包皮或龟头，我们只能认为其系后天性色痣，但同时存在于包皮、龟头，提示该色痣发生于包皮、龟头尚未成形阶段的胚胎期，即与睑分裂痣一样，发生于眼睑分裂前。

图 31-1 患者 22 岁，12 岁包皮能外翻时未发现色痣，14 岁发现包皮、龟头均有色痣，显然系先天性。部分患者可能粗心未及时发现，更合理的解释是色素的产生系接受光线后渐渐出现，这与一些色痣切除过浅或错误的行激光治疗类似，浅部含色素的痣组织去除后，深部残留的痣组织接受光线，渐渐产生色素而"复发"。

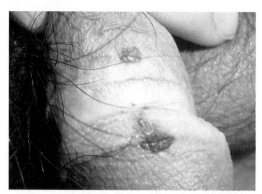

图 31-1 青春期发现的龟头、包皮先天性痣

32. 龟头、包皮色痣不需积极切除

曾有一种说法，生殖器部位的痣主要为交界痣，加之性活动易致恶变。早先我们切除了不少包皮、龟头的色痣，发现平坦未高于皮面的痣，可以是交界痣、复合痣、皮内痣，还有不少是黑子。我们每年诊治的色痣和黑素瘤病例数约 3500 例，至今仅见过 1 例龟头色痣恶变病例。基于龟头、包皮部位色痣恶变病例极罕见，手术难度较大，近年我们不再主张积极切除。

33. 女性外阴黑素瘤很少源于色痣

与男性生殖器部位黑素瘤极少形成对比，女性外阴黑素瘤较多见，然而我们诊治的黑素瘤病例中，无 1 例源自女性外阴色痣恶变。女性外阴色痣较男性少，痣的结构无特殊性，尽管从未诊治过色痣恶变病例，因其组织结构松软，易于手术切除，对先天性色痣我们主张积极切除。

34. 结膜色痣恶变时有发生

眼结膜色痣临床少见，但我们有多例由眼结膜色痣恶变形成的黑素瘤。眼结膜色痣临床少见的原因可能是患者只就诊于眼科，但根据眼结膜色痣恶变时有发生的资料，我们主张患者积极到眼科切除眼结膜色痣，且要求适当扩大切除以保证无残留。

35. 中国未发现 Clark 痣

Clark 痣又称不典型增生性痣或发育不良性痣（dysplastic nevus）。笔者学术生涯中发表的第一篇文章便是发育不良性痣综述[9]，该病的诊断必须临床与病理结合，两者均符合才下诊断。数十年来，有临床或病理符合该痣的病例，但至今无 1 例临床及病理均符合该病者，更无该病发展成黑素瘤的病例。因此，笔者认为中国无 Clark 痣。

参考文献

1. 高天文, 刘荣卿, 叶庆佾, 等. 恶性黑素瘤、色痣显微分光光度计 DNA 定量研究. 中华皮肤科杂志, 1992, 1: 29-31.

2. Gao tian-wen, Liu Rong-qing: Significance of aberrant melanosomes in the diagnosis of malignant melanoma. J Med Coll PLA, 1993, 1: 17-19.

3. 高天文, 刘荣卿, 叶庆佾, 等. 黑素细胞肿瘤核仁组成区银染色研究. 临床皮肤科杂志, 1991, 6: 287-288.

4. 高天文, 刘荣卿, 叶庆佾, 等. 先天性小痣在恶性黑素瘤发生中的地位. 中国癌症研究进展. 陆士新主编. 云南科技出版社, 1994: 310-314.

5. 高天文, 刘荣卿, 叶庆佾, 等. 先天性小痣恶变 9 例. 临床皮肤科杂志, 1993, 22 (4): 195.

6. 孙东杰, 高天文, 李春英, 等. 西安、重庆两所医院 20 年皮肤恶性黑素瘤回顾. 中华皮肤科杂志, 2004, 37 (2): 97-99.

7. Kaplan E N. The risk of malignancy in large congenital nevi. Plast Reconstr Surg, 1974, 53 (4): 421-8.

8. Vourc'Hjourdain M, Martin L, Barbarot S. Large congenital melanocytic nevi: therapeutic management and melanoma risk: a systematic review.J Am Acad Dermatol, 2013, 68 (3): 493-8.

9. 高天文, 刘荣卿, 叶庆佾. 发育不良性痣—恶性黑素瘤的前身. 国外医学皮肤病学分册, 1989, 1: 23-25.

非手术治疗色痣有危险

36. 激光治疗色痣可导致黑素瘤

激光治疗色痣导致的黑素瘤在我们的患者中不少于10例，可分两种情况：一是皮损本身就是黑素瘤，因误诊误治后复发、转移而诊断为黑素瘤；另一种情况是色痣激光治疗未能彻底，残留的痣细胞发生恶变。由于激光治疗后无法通过病理确定是哪种情况，发表文章时拿不到充足的证据，所以正式发表的相关文献极少。根据患者的年龄、治疗前皮损形态及长期无变化等特点，我们有多个病例可确定系激光治疗色痣导致的恶变。

37. 电灼除痣比在医院行激光治疗更危险

与色痣激光治疗导致恶变相同，电灼去除色痣同样很危险。我们有1例病例系在理发店行电灼除痣导致色痣恶变（图37-1）。患者29岁，面部出现黑丘疹10年，行电灼前丘疹约3mm，电灼后 3 个月复发并快速增大、增多，复发 6 个月就诊。插图为电灼前 2 个月生活照截图。理发师傅与美容院中除色痣的人员一样，缺乏皮肤科的基本知识，对黑素瘤及色痣没有基本的认识，比在医院行激光治疗危险得多。

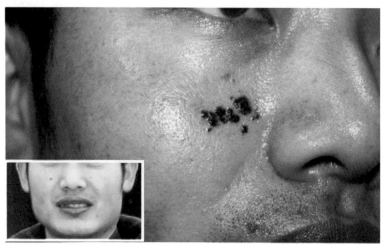

图 37-1 电灼除痣导致的色痣恶变

38. 药物腐蚀除痣导致黑素瘤时有所闻

药物腐蚀除痣更多见于街头，导致的黑素瘤传说较多，但临床所见较少。3 年前曾有一在大医院颇具规模的皮肤美容中心实习的护士，按带教老师为患者治疗的方法，以药物腐蚀去除自已前臂的色痣，约 1 年后该护士腋下发现淋巴结肿大，曾怀疑为乳腺癌转移，乳腺外科医生行淋巴结清扫后，病理确诊黑素瘤淋巴结转移而乳腺无异常。追问病史时前臂的色痣已无踪迹，提示药物腐蚀祛除的痣可能系小于 3mm 的色痣。

39. 激光可用于治疗太田痣、伊藤痣、黑子、1 ~ 2mm 交界痣

激光作为上世纪人类最伟大的发明之一，其应用在皮肤病的治疗及美容中具有划时代的意义。对色素性疾病，如太田痣、伊藤痣等以往无法治疗的疾病，Q1064nm 激光、Q755nm 激光治疗能达到近乎完美的效果。对于黑子，用超脉冲二氧化碳激光、Q755nm 激光、Q694nm 激光、毫秒波的 532nm 激光治疗均能达到非常好的效果。对 1 ~ 2mm 的交界痣，临床上通常无法与黑子区别开，也可与黑子一样以激光祛除。

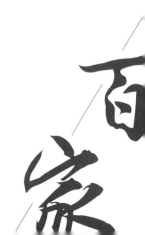

肢端黑素瘤

40. 肢端黑素瘤是中国人的主要黑素瘤

2002 年我们曾分析过 435 例病理确诊的黑素瘤，其中皮肤黑素瘤 305 例，占 70.1%。其余 130 例发生于眼、耳、鼻、口腔、肛门、外阴黏膜等非皮肤部位。在 305 例皮肤黑素瘤中，193 例位于肢端，占皮肤黑素瘤的 63.3%[1]。

41. 肢端黑素瘤不等于肢端雀斑样黑素瘤

肢端黑素瘤常根据英文翻译为肢端雀斑样黑素瘤，我们曾对 100 例肢端黑素瘤进行病理分型，其中肢端雀斑样痣型 34 例，表浅扩散型 10 例，结节型 9 例，原位 7 例，40 例难以判明病理亚型[2]。所以，在经典的病理分型中，我们始终称肢端黑素瘤而不称肢端雀斑样黑素瘤[3]。

42. 甲黑素瘤与甲母痣的诊断在一定程度上依赖于年龄

经过大量的临床实践，我们发现早期的甲黑素瘤与甲母痣在临床上无法区别，皮肤镜检查也无无法鉴别，而与年龄密切相关。2017 年我们对一组甲黑素瘤及一组甲母痣进行分析，得出如下结论：30 岁后发生的黑素细胞增生性纵行黑甲都是黑素瘤，16 岁前极少出现甲黑素瘤，16 ~ 29 岁发生的黑素细胞增生性黑甲至少半数为黑素瘤。需注意的是，并非所有 30 岁以后出现的黑甲均为黑素瘤，而是指黑素细胞增生性黑甲。个别 30 岁以后出现的黑素细胞增生性黑甲病理未能诊断为黑素瘤，一是因为病理医生的经验不足，二是手术极早，病理尚不足以做出诊断。图 42-1 是一组甲黑素瘤，图 42-2 是一组甲色痣即甲母痣，临床依发病年龄做出诊断，并获病理证实。

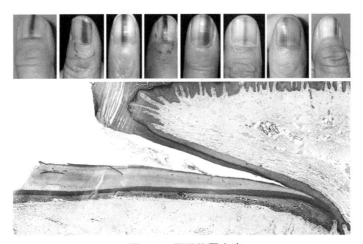

图 42-1 甲原位黑素瘤

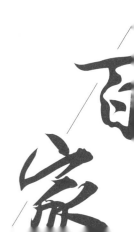

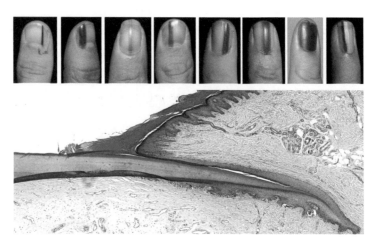

图 42-2 甲色痣

43. 拇指甲黑素瘤手术尽可能不予截指

随着经济水平、文化水平的提升，未来的甲黑素瘤基本上在原位或 I 期即能早期发现并就诊，扩大 0.5cm 切除即可，应避免往常用的截指术。特别是拇指和食指，对功能和仪容均十分重要，应千方百计保留。图 43-1 是我科赵建红医生做的甲黑素瘤手术的前、中、后图片，不仅保留了拇指的功能，也保证了指的美观。

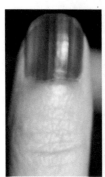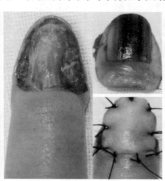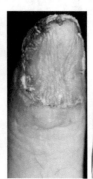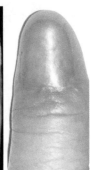

甲原位黑素瘤　　　　扩大切除并植皮　　　　恢复中　　　　仪容良好

图 43-1 甲黑素瘤手术前、中、后图片

参考文献

1. 孙东杰，高天文，李春英，等．西安、重庆两所医院 20 年皮肤恶性黑素瘤回顾．中华皮肤科杂志，2004，37（2）：97-99.

2. 孙东杰，高天文，李春英，等．肢端恶性黑素瘤 100 例临床和病理分析．中华皮肤科杂志，2003，1：556-559.

3. 高天文，王雷，廖文俊．实用皮肤组织病理学．北京：人民卫生出版社，2018，636-644.

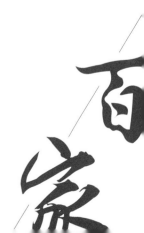

非肢端黑素瘤

44. 恶性雀斑样痣及黑素瘤：一种与光线相关的面部褐色斑

恶性雀斑样黑素瘤早期表现为一黑斑，多见于老年人面部。为黑色或褐色斑片，色素不均匀，边缘不规则并逐渐向周围扩大。进展缓慢，斑片面积可达 10cm，甚至更大，符合黑素瘤典型 ABCDE 特点。数年甚至 30 年不出现隆起，病理切片中见黑素细胞主要沿基底层增生，此阶段称恶性雀斑样痣（lentigo maligna），即原位黑素瘤，扩大 0.5cm 切除即可终身治愈（图 44-1～图 44-3）。生长过程中出现丘疹、斑块或结节，即发生侵袭性生长形成浸润性黑素瘤，此阶段即恶性雀斑样黑素瘤（图 44-4～图 44-6）。临床上，恶性雀斑样痣与日光性黑子、脂溢性角化病有时难以鉴别，皮肤镜很有帮助。在我们的 4 型黑素瘤病例中，此型的数量远远少于肢端型，但多于其他两型。

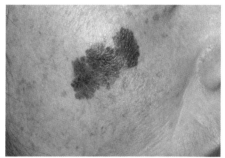

图 44-1 恶性雀斑样痣

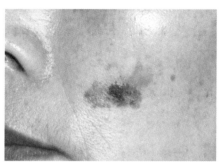

图 44-2 恶性雀斑样痣

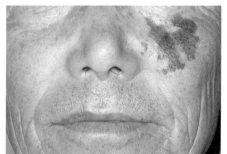

图 44-3 恶性雀斑样痣

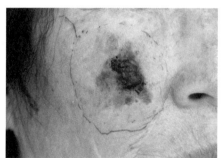

图 44-4 恶性雀斑样黑素瘤

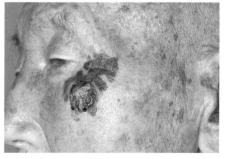

图 44-5 恶性雀斑样黑素瘤

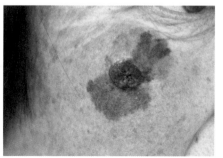

图 44-6 恶性雀斑样黑素瘤

45. 浅表扩散性黑素瘤在我国少见

浅表扩散性黑素瘤多见于中年人，欧美人的黑素瘤以此类型为主，男性多位于背部，女性多见于小腿，一般与日光相关。我们的病例中，此型不足 5%，少于结节型。皮损初为黑色或褐色斑，逐渐向周围扩大，经过数月或数年的原位水平扩展后发生侵袭性生长，斑片中出现丘疹、结节，进一步形成溃疡。皮损的色素常不均匀，边缘不规则，多符合黑素瘤 ABCDE 特点（图 45-1～图 45-4）。

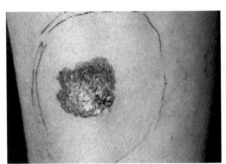

图 45-1 浅表扩散性黑素瘤

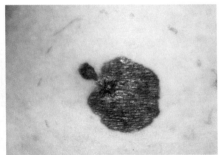

图 45-2 浅表扩散性黑素瘤

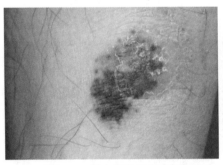

图 45-3 浅表扩散性黑素瘤

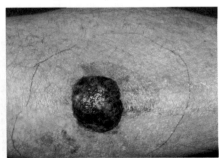

图 45-4 浅表扩散性黑素瘤

46. 并非所有结节性黑素瘤的预后均不好

顾名思义，结节性黑素瘤临床表现为结节（图 46-1～图 46-4），发生时即呈浸润性生长形成结节，无水平生长阶段，所以生长快，易形成溃疡，预后差。病理片中，真皮内肿瘤上方的表皮受累常不超过 3 个表皮突。然而预后差也是相对的，我们有多个病例手术后多年未发生转移。图 46-2 的患者左手掌出现黑色丘疹 5 年，快速增大 1 年。临床及病理表现均为典型的结节性黑素瘤，病史长达 5 年仍未出现转移。

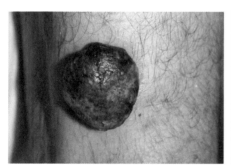

图 46-1 结节性黑素瘤

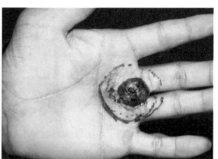

图 46-2 结节性黑素瘤

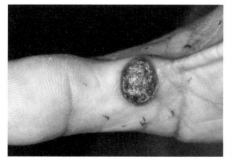

图 46-3 结节性黑素瘤

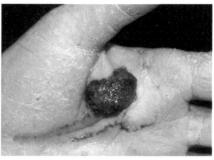

图 46-4 结节性黑素瘤

黏膜及各种非皮肤黑素瘤有别于皮肤黑素瘤

47. 非皮肤黑素瘤不易早诊断

如前所述，中国人的黑素瘤与欧美白人明显不同，主要发生于肢端及黏膜。我们的资料中，黏膜黑素瘤占全部黑素瘤的30%。皮肤黑素瘤在原位阶段即可发现黑斑，患者可及时发现并就诊。而黏膜部位除口腔等可早发现外，多数患者的黏膜损害通常只有肿瘤发生浸润性生长，形成结节，出现出血、阻塞等症状后才到医院就诊，临床上极少看到黏膜部位的原位黑素瘤。图47-1～图47-4是一组皮肤黏膜交界部位的黑素瘤图片。

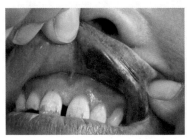 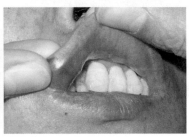

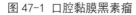
图 47-1 口腔黏膜黑素瘤

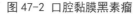
图 47-2 口腔黏膜黑素瘤

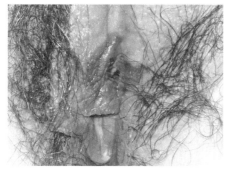
图 47-3 外阴黏膜黑素瘤

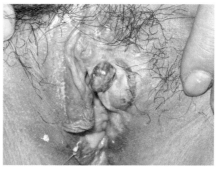
图 47-4 外阴黏膜黑素瘤

48. 非皮肤部位的黑素瘤与皮肤黑素瘤的分期有差别

由于眼、耳、鼻、口腔、肛门直肠、女性外阴黏膜、内脏、脑脊髓等各部位的结构差异很大，均有别于皮肤，不能像皮肤黑素瘤一样根据 Breslow 进行分期。头颈部的黏膜黑素瘤、结膜黑素瘤和眼葡萄膜黑素瘤分期中，无 0、Ⅰ、Ⅱ期。只要肿瘤局限于黏膜及其下软组织，无论厚度及范围，如鼻息肉、口腔、咽、喉损害（T_3）均为Ⅲ期（$T_3N_0M_0$）；中度进展——肿瘤侵犯深部软组织、软骨、骨或表面皮肤（T_{4a}），或有局部淋巴结转移均为ⅣA 期（T_3 或 T_{4a}，N_1，M_0）；高度进展——肿瘤侵犯脑、硬膜、颅底、低位脑神经、咀嚼肌、颈动脉、椎前间隙或纵隔（T_{4b}），加任何淋巴结转移为ⅣB 期（T_{4b}，Any N，M_0）；有远处转移即为ⅣC 期（Any T，Any N，M_1）[1]。在以往的临床治疗中，我们比照皮肤黑素瘤，对眼、耳、鼻、口腔、肛门直肠、女性外阴黏膜、内脏、脑脊髓等各部位的黑素瘤，根据黏膜黑素瘤分期予以积极治疗。

49. 非皮肤黑素瘤预后更差

非皮肤黑素瘤预后差的原因至少有三：一是由于黏膜等非皮肤黑素瘤不易早发现，就诊较晚。我们总结的 62 例非皮肤黑素瘤中，57% 就诊时即已发生转移，而且三分之一已是Ⅳ期；二是皮肤黑素瘤的手术随肿瘤的厚度增加而扩大，原位黑素瘤最小的切除范围需离肿瘤边缘 0.5cm，鼻腔、口腔等部位显然不可能有如此大的组织供扩大切除；三是女阴、直肠、鼻腔等部位血供比皮肤更丰富。

参考文献

1．Amin M B，Edge S B，Greene F L，et al. AJCC Cancer Staging Manual. 8th ed. New York：Springer，2017.

黑素瘤治疗

50. 正确的分期对黑素瘤治疗至关重要

从表 2-1 可以看出，黑素瘤的预后与分期关系非常密切，不按照分期的治疗均为胡治、乱治，造成过度治疗或治疗不足，危害甚大。除已发生远处转移的黑素瘤主要依赖于影像学外，0～Ⅱ期黑素瘤的临床分期完全取决于组织病理，因此临床治疗医生应懂病理，至少要学懂分期的要点，杜绝盲目治疗。

51. 手术切除是黑素瘤治疗的关键

对于实体性肿瘤，只有手术是主要的治疗，其他的治疗均为辅助治疗。如前所述，0 期、ⅠA 期黑素瘤手术后即完成治疗，Ⅳ期黑素瘤若尚未发生多部位的转移（如髂血管旁的淋巴结转移，肺、肝的单个转移等），均应积极切除。依靠先进的靶向药物、新型抗体、中药等进行所谓的保守治疗，均不如手术切除可靠。

手术切除范围取决于肿瘤的厚度，原位黑素瘤扩大 0.5cm 切除即可；I 期即厚度小于 2mm 的黑素瘤，扩大 1cm 切除；II 期即厚度大于 2mm 者，标准切除范围是扩大 2cm。对黑素瘤有丰富临床经验的医生，凭临床特点应能估计出肿瘤的分期，尽量避免手术前取活检，直接一次彻底切除。另外，II 期黑素瘤的深度范围差异很大，切除范围实际上是扩大（2±1）cm。

52. 手术后的治疗至关重要

1991 年第四军医大学基础部一项有关黑素瘤的基础研究在中央电视台新闻联播报道后，全国各地手术后的患者纷纷前来就诊，为此学校组织了由生化教研室、整形科及皮肤科 3 个学科组成的黑素瘤治疗研究组。全部患者予以本校自产的小剂量干扰素（IFNα2b）、白介素 -2（IL-2）及转移因子三药联用。1992 年年底由整形科负责该项目的教授进行总结，56 位患者仅 1 人存活，三联治疗研究随后中止。当时尚缺乏分期的概念，回顾起来似以 II 期及 III 期患者为主。此研究的失败表明，手术后的治疗是非常重要的。

53. 干扰素 α 能显著提高患者生存率

在 Braf 抑制剂及抗 PD-1 抗体上市前，干扰素 - α（IFN-α）是美国食品药品监督管理局（Food and Drug Administration，FDA）唯一批准的手术切除后 IIB ～ III 期黑素瘤辅助治疗手段。

国外大规模的临床研究表明，所有ⅡB～Ⅲ期黑素瘤IFN-α治疗患者的无病生存期明显延长、总生存率显著提高。一组287例ⅡB～Ⅲ期患者，大剂量IFNα2b治疗1年，5年中位生存期从2.8年提升为3.8年，延长1年；5年生存率由37%提高到46%[1]。1997年以来，我们根据国外临床治疗方法及相关文献，应用大剂量干扰素及我们自制的一种全瘤细胞疫苗进行治疗，2008年做过一个小样本的统计分析，显示其疗效较化疗等其他治疗显著提高。当时的干扰素不良反应极大，尽管同时服用环氧合酶抑制剂（COX-2）消炎痛或塞来昔布，因难以忍受严重的疲乏、感冒样症状及骨髓抑制等不良反应，不少患者未能按要求完成1年的治疗。换用运德素（IFNα1b）后，患者耐受非常好，使我们对黑素瘤的治疗信心大增。

54. 干扰素α治疗中断的最常见原因是疲劳、发热、抑郁和恶心

文献显示，大剂量IFN-α治疗有许多不良反应，包括急性全身症状、慢性疲劳、骨髓抑制、神经和心理影响等[2,3]。大多数患者出现粒细胞减少，20%～60%的患者需要进行剂量调整。试验中曾有肝毒性导致患者死亡的案例发生。疲劳发生率70%至100%，且随着治疗时间延长，严重程度加重。IFN-α治疗中断最常见的原因是疲劳（81.3%）、发热（40.6%）、抑郁（28.1%）和恶心（18.8%）[4]。我们先后用过英特龙（IFNα2b）、罗扰素

（IFNα-2a）等多种 α 干扰素，进口罗扰素价格高昂，疗效及不良反应方面均未见任何优势。国产 IFNα1b（运德素）除首次注射时出现与 IFNα2b 类似的发热外，其他不良反应极小，且价格便宜。

干扰素毒副作用的产生机制尚未充分阐明，有研究认为其通过 COX-2 诱导快速产生前列腺素 E（PGE2），PGE2 作用于视前区 - 下丘脑前部温敏神经元发挥致热作用。早年一些国产重组人干扰素致热的原因可能与内毒素有关。我们目前用的 IFNα1b 单次最大注射剂量高达 1.5 亿单位，长期应用未发生明显的不良反应，表明其安全性良好。若内毒素含量高或纯度不佳，如此大的剂量可能是致命的。不同的干扰素引起 PGE2 和 COX-2 刺激的作用不同，发热反应也不同。有一种错误观点是干扰素不致热，疗效就不好。无论理论还是临床实践均表明，发热与疗效不相关。

55. 干扰素 α1b 显著优于干扰素 α2b，不良反应很少

2008 年底我们开始试用运德素，从 2000 万单位开始，逐渐加大剂量，发现除第一次注射发生高热外，配合使用塞来昔布后续不良反应极少，疗效似较以往的干扰素更佳。通过临床观察比较各种干扰素的疗效极其困难，我们进行了体外实验，用 7 个黑素瘤细胞株，在培养液中直接加入不同浓度的干扰素，每个细胞株对干扰素的耐受略有不同，但总体趋势无差异，图 55-1 是瘤

细胞株 HTB-67 与 3 种干扰素共孵育 24 小时后的增殖情况。国产干扰素 α2b 英特龙优于进口干扰素 α2b 甘乐能，国产干扰素 α1b 运德素远优于干扰素 α2b。更重要的是干扰素 α1b 有很好的浓度依赖性，孵育 48 小时、72 小时显示的浓度依赖性更为明显。甘乐能仅对少数几个细胞株有弱的抑制作用，且浓度依赖性差。此外，早年侯云德教授的研究发现干扰素 α1b 能诱生外周血单核细胞 MHC Ⅱ类抗原表达，而干扰素 α2b 无此作用。

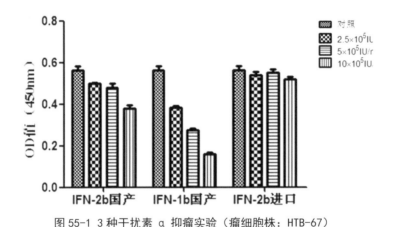

图 55-1 3 种干扰素 α 抑瘤实验（瘤细胞株：HTB-67）

56. ⅠB 期、ⅡA 期黑素瘤应积极使用干扰素 α1b

国外将 ⅡA 期以下的黑素瘤称为低危型。从表 56-1 中可以看出，1.01 ～ 2.00mm 的 ⅠB 期黑素瘤 10 年生存率为 83%，2.01 ～ 4.00mm 的 ⅡA 期黑素瘤 10 年生存率为 66%。国外对低危黑素瘤手术切除后不予干扰素等治疗，原因是干扰素不良反应大，对低危黑素瘤得不偿失。而干扰素 α1b 的不良反应极小，价格低廉，积极应用干扰素 α1b，将这些所谓的低危黑素瘤的 10 年生存率提高至 90% 以上是完全可能的。

表 56-1　ⅠB 期、ⅡA 期、ⅡB 期黑素瘤的 5 年、10 年生存率

分期	组织学特征／TNM 分类	生存率（%）	
		5 年	10 年
ⅠB	1.01～2.00mm，无溃疡（$T_{2a}N_0M_0$）	91	83
ⅡA	2.01～4.00mm，无溃疡（T3aN_0M_0）	79	66
ⅡB	2.01～4.00mm，有溃疡（$T_{3b}N_0M_0$）	68	55

57. 干扰素 α1b 局部治疗具有很大优势

国外 19 世纪 80 年代的资料已证明干扰素 α2b 局部应用优于全身应用，我们的实验室研究显示，干扰素 α1b 对黑素瘤细胞的生长抑制和致凋亡作用显著优于干扰素 α2b，且有非常好的浓度依赖性。临床实际应用中也得到了很好的验证，如图 57-1 所示，患者术后第二次局部转移后扩大至 5cm 切除仍出现快速的多发皮肤转移，将干扰素 α1b 全身应用改为局部注射后，转移的肿瘤消退，未再出现新的转移。对于皮下转移性结节，局部注射效果更佳。

病例：患者 54 岁，女性，2016 年 6 月因右股后侧黑色斑块半年入当地医院治疗，予切除并直接缝合，手术时皮损直径约 2cm，原病理片示肿瘤厚度 1.6mm，诊断为ⅡA 期黑素瘤，予扩

大切除、皮下注射干扰素 α1b。2017 年 2 月切缘出现 2 个转移灶，再次扩大切除。2017 年 4 月复诊又发现切缘约 10 个点状转移灶，扩大至 5cm 切除，2017 年 7 月复诊，植皮区及其外侧 3cm 处又出现令人难以理解的多发转移，且迅速增多增大，半月后将全身注射的干扰素 α1b 3000 万单位改为局部注射，转移灶皱缩，但仍有少数新皮损出现。2017 年 12 月将干扰素用量增到 6000 万单位，1 个月后复诊时皮损变干涸，部分消失（图 57-2）。

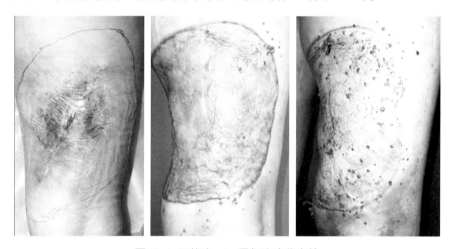

图 57-1 干扰素 α1b 局部治疗获良效

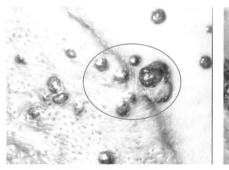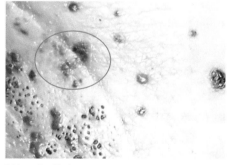

本图为上图的局部放大，圆圈中几个较大转移灶已明显缩小。

图 57-2 干扰素 α1b 局部治疗后皮损干涸

58. 减低干扰素不良反应的方法

如前所述，干扰素 α1b 对黑素瘤细胞的直接抑制和杀灭作用显著优于干扰素 α2b，但首次注射 3000 万单位风险极大，我们有多位患者体温高于 42℃（达体温计顶点而未能测知最高温度）。目前我们采取多种措施，极大地降低了干扰素 α 的各种毒副作用发生率，包括：①注射前服用 COX-2 抑制剂塞来昔布；②首次仅注射 500 万单位，次日直接加至 3000 万单位，若为ⅡC、Ⅲ、Ⅳ期患者，隔日（第 3 次）加至 6000 万单位～1 亿单位；③坚持隔日注射，以避免致热因子的积累。国外因周末休息等原因采用每周注射 3 次，隔 2 天注射时可能因前列腺素 E（PGE2）或某些内在致热因子的积累，再次出现发热及其他不适。

59. COX-2 抑制剂塞来昔布除对抗干扰素的不良反应外，在抗肿瘤免疫等方面有重要作用

COX-2 属于诱导酶，当细胞受到各种前炎性刺激时才表达。肿瘤细胞中 COX-2 的主要产物是 PGE2，PGE2 通过与 G 蛋白偶联的受体家族 EP1-4 结合对细胞产生影响。PGE2 在多种肿瘤细胞中可通过多种机制促肿瘤血管再生，促肿瘤增殖、迁移、侵袭、抗凋亡、表皮间质转分化和支持肿瘤干细胞等。PGE2 对肿瘤免疫有多方面的负面影响：有很强的免疫抑制作用，使肿瘤细胞逃避免疫监视，诱导巨噬细胞从 M1 型转化为 M2 型，影

响 DC 细胞（dendritic cell，树突状细胞）分化、成熟及分泌细胞因子的能力，影响 $CD8^+T$ 细胞的活性，影响 NK 细胞（natural killer，自然杀伤细胞）的数量和功能等[5, 6]。应用 COX-2 抑制剂塞来昔布或依托考昔，除能对抗注射干扰素时释放出的 PGE 产生的发热等不良反应外，还能对抗 PGE2 促肿瘤血管再生，促肿瘤增殖及抑制免疫等多方面的作用。

60. 西京皮肤医院的干扰素 α1b 应用有独道之处

（1）原位、ⅠA 期

手术切除后不予任何药物或其他辅助治疗。

（2）临床ⅠB 期～Ⅳ期（无脑转移）术后辅助治疗

首次给运德素 50μg（$5×10^6$U），次日 300μg（$30×10^6$U），第 4 日 600μg，需更高剂量者，第 6 日 1000μg，其后根据临床分期给予相应治疗剂量及疗程。给药途径均为皮下注射，剂量大者多部位给药。

①ⅡB 期：600μg/ 隔日，1 个月；300μg/ 隔日，5 个月。

②ⅡA 期：600μg/ 隔日，3 个月；300μg/ 隔日，3 个月。

③ⅡB 期：600μg/ 隔日，3 个月；300μg / 隔日，3 个月；200μg / 隔日，6 个月。

④ⅡC 期：600μg/ 隔日，6 个月；300μg/ 隔日，6 个月。

⑤ⅢA ～ⅢB 期：600 ～ 800μg/ 隔日，6 个月；300μg/ 隔日，6 个月；无复发者间隔 6 个月，再用 300μg/ 隔日，6 个月。

⑥ⅢC～ⅢD期：800～1000μg/隔日，3个月；500μg/隔日，6个月；无复发者间隔6个月，再用300μg/隔日，6个月。

⑦Ⅳ期（无脑转移）：800～1000μg/隔日，6个月；500μg/隔日，6个月；无复发者间隔6个月，用300μg/隔日，6个月，无复发者再间隔6个月，用300μg/隔日，6个月。

（3）Ⅲ～Ⅳ期（无脑转移）不能手术治疗者

800～1000μg/隔日，用至肿瘤完全消退；500μg/隔日，6个月，无复发者间隔6个月，再用300μg/隔日，6个月，无复发者间隔6个月，再用300μg/隔日，6个月。

（4）体表转移肿瘤无法手术切除

高浓度运德素b瘤体内及周围注射，每毫升含300μg/隔日。

（5）Ⅳ期脑转移患者

经验不足，不推荐干扰素治疗。

（6）联合用药

用运德素期间一直服用塞来昔布0.2g，每日2次，以达到加强疗效及减少不良反应之目的。非严重的心脑血管病及消化道疾病患者，需特别交待密切注意其不良反应，必要时仅于注射运德素当日服塞来昔布。

61. 不建议使用白介素 –2

Rosenberg等曾发表多篇关于白介素-2（IL-2）治疗转移性黑素瘤和肾癌的文章[7, 8]。我们曾对10余例晚期黑素瘤患者进行过

IL-2 治疗尝试，不良反应非常大，多数患者无法耐受，仅在 1 例患者中看到短暂的病情改善，国内其他大的黑素瘤治疗机构也有类似的体会。

62. 化疗对黑素瘤效果不佳

氮烯咪胺（DTIC，通用名达卡巴嗪）进入市场已 40 年，但至今仍是晚期黑素瘤一线化学治疗药物。替莫唑胺为一较新的药物，代谢为 DTIC，其优势是能透过血脑屏障。以往的文献显示 DTIC 对晚期黑素瘤的有效率约 20%，但多中心临床试验显示其未能延长患者的生存时间。早年我们根据文献，将 DTIC 与顺铂联合用于晚期黑素瘤，未获满意疗效。我们曾对近 10 例下肢途中转移黑素瘤，给予 1000mg DTIC 行股动脉灌注，总体疗效也不满意。有文献显示 DTIC 与干扰素联用能增加治疗效果，但我们的尝试未能获满意结果，这些尝试令我们完全放弃了黑素瘤的化疗已近 10 年。

63. 放疗可用于部分晚期黑素瘤

以往认为黑素瘤对放疗不敏感，随着放疗技术的巨大进步，脑转移、骨转移、内脏转移及一些无法进行手术治疗的晚期黑素瘤，放射治疗能明显减轻患者的痛苦，延长生存时间。对能够手术切除者应尽一切可能切除，若某些特殊部位无法将肿瘤切除干净或切除范围无法达到标准宽度及深度，均可考虑辅以放疗。在一些患者中还观察到放疗后机体免疫被激活，抗 PD-1 抗体疗效获提高。

参考文献

1.Kirkwood J M，Strawderman M H，Ernstoff M S，et al. Interferon alfa-2b adjuvant therapy of high-risk resected cutaneous melanoma：the Eastern Cooperative Oncology Group Trial EST 1684. J Clin Oncol，1996，14（1）：7-17.

2.Hauschild A，Gogas H，Tarhini A，et al. Practical guidelines for the management of interferon-alpha-2b side effects in patients receiving adjuvant treatment for melanoma：expert opinion.Cancer，2008，112（5）：982-94.

3.Sleijfer S，Bannink M，Van Gool A R，et al.Side effects of interferon-alpha therapy.Pharm World Sci，2005，27（6）：423-431.

4.Afzal M Z，Pinnamaneni V，Birendra K C，et al. A retrospective analysis of tolerance and outcomes of cutaneous malignant melanoma in patients receiving adjuvant interferon-alpha 2B：a community oncology perspective. J Exp Ther Oncol，2017，11（2）：91-96.

5.Kochel T J，Goloubeva O G，Fulton A M. Upregulation of cyclooxygenase-2/prostaglandin E2（COX-2/PGE2）pathway member multiple drug resistance-associated protein 4（MRP4）and downregulation of prostaglandin transporter（PGT）and 15-prostaglandin dehydrogenase（15-PGDH）in triple-negative breast cancer. Breast Cancer（Auckl），2016，10：61-70

6.Wang D，Dubois R N. Eicosanoids and cancer. Nat Rev Cancer，2010，10（3）：181-193.

7.Smith F O，Downey S G，Klapper J A，et al. Treatment of metastatic melanoma using interleukin-2 alone or in conjunction with vaccines.Clin Cancer Res，2008，14（17）：5610-5618.

8.Rosenberg S A. IL-2：the first effective immunotherapy for human cancer. J Immunol，2014，192（12）：5451-5458.

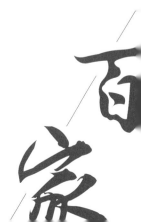

黑素瘤没想象的那样可怕

64. 原位黑素瘤手术后可终身治愈

如前所述，原位黑素瘤扩大 0.5cm 切除，无需任何额外的治疗即可终身治愈。我们按标准切除的 100 多例原位黑素瘤患者，术后均未行任何药物治疗，无 1 例复发及转移。可怕的是诊断错误而未按要求扩大切除或用激光、药物腐蚀等处理。另一些特殊情况是送病理检查的组织取于肿瘤边缘而未取自肿瘤最厚的部位，病理医生只能依据显微镜下所见报原位黑素瘤，若临床与病理脱节，则可能导致手术切除范围不足而酿成不良后果。

65. I 期黑素瘤多能终身治愈

I A 期黑素瘤为微浸润，肿瘤厚度 ≤ 1mm，无溃疡，且有丝分裂率为 0，理论上此阶段与原位黑素瘤类似，不发生转移。只要取材位置正确、测量无误，扩大 1.0cm 切除后也无需任何额外的治疗，可达到终身治愈。表 2-1 中的 10 年生存率达 93%，其中部分生存时间短者或许与诊断及处理不妥有关。

66. Ⅳ期黑素瘤被完全治愈的几个案例

目前我们已有近 10 例Ⅳ期黑素瘤完全停药后长期稳定的患者，多数是髂血管旁淋巴结转移手术切除后，也有肺及髂血管旁等多部位转移而未能手术，仅用运德素及塞来昔布治愈的患者。此处完整介绍一位治疗过程颇曲折的患者。

病例：

女，现年 31 岁，5 岁时左无名指出现 1 黑丘疹，20 岁时（2006 年 3 月）皮损约 4mm，长期稳定，出于美容需要在一医院行激光治疗。激光祛除 6 个月后发现左前臂结节，4 个月后左腋下触及结节。2007 年 6 月在某医院切除前臂结节，病理诊断转移性黑素瘤。转至另一家医院行化疗，结节缩小但 1 个月后快速增大，上臂出现新结节，于 2007 年 8 月以黑素瘤ⅢC 期入我科。扩大切除各原手术部位及上臂结节、腋下淋巴结清扫，给予国产干扰素 α2b（英特龙）3000 万单位隔日皮下注射，消炎痛 25mg tid，另加自制黑素瘤全细胞疫苗。因不耐受干扰素不良反应，1 个月后改为 1000 万单位。2007 年 11 月又发现左腋下及左颈部肿大淋巴结，手术后将干扰素加至 2000 万单位。2009 年 7 月发现左上腹结节，切除后换用干扰素 α1b（运德素）及塞来昔布，半年后 B 超又探及左腋下、颈部肿大淋巴结，最大者

23mm，不愿再行手术，继续用运德素、塞来昔布、黑素瘤全细胞疫苗，其后淋巴结渐缩小，2013 年 11 月复查 PET/CT 示全部阳性淋巴结均已消失（图 66-1），运德素用至 2014 年 2 月，停药半年后再用半年，其后完全停用。患者 2016 年结婚，2017 年生 1 子，至 2018 年 8 月复查无异常。

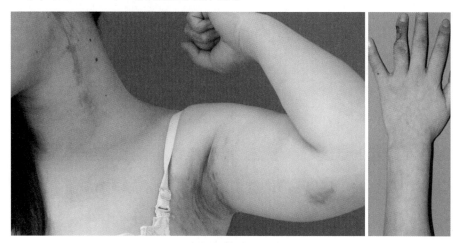

图 66-1　Ⅳ期黑素瘤手术部位

67. Ⅱ期以上黑素瘤治愈后需继续观察 20 年

我们诊治过 1 例男性患者，60 岁，出生时左腋下 0.3mm 黑斑，缓慢增大，2003 年 6 月因黑斑明显增大并出现多个小丘疹而就诊，查皮损 15mm×11mm，边缘不齐，色素不均，黑斑上有大小不一的丘疹，最大 4mm，诊断先天性小痣恶变并予以扩大切除，全身检查无转移，临床分期黑素瘤Ⅱ B 期，干扰素治疗 1 年，定期复查 5 年后失访。2017 年 8 月因咳嗽、消瘦行 CT 检查发现纵隔淋巴结肿大、肺内小结节，穿刺活检示黑素瘤（图67-1）。该患者停药 13 年后出现转移。其他类似 10 余年出现转移的病例，我们已有多个。接受这些教训，目前我们嘱全部ⅡB期以上的黑素瘤患者每月自检淋巴结、切口附近。5 年内每年复诊，5 年后每年继续自检，每半年 B 超复查引流淋巴结（足部者查腹股沟，另加腘窝、髂血管旁）及肝脾，每年复查肺部 CT，坚持 20 年。

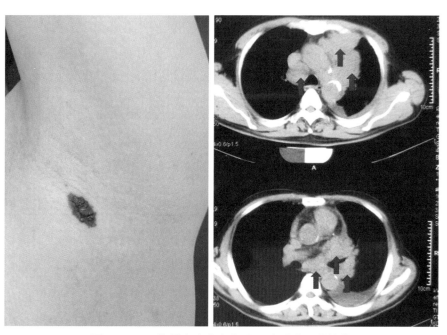

图 67-1　ⅡB 期黑素瘤患者愈后 14 年发生远处转移

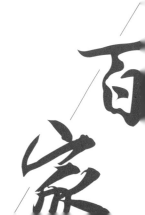

黑素瘤发病情况、病因及发病机制

68. 黑素瘤发病率正持续增加

国内外的资料均显示，全球黑素瘤的发病率逐年升高[1]。2003 年我们统计了西安西京医院及重庆西南医院皮肤科与病理科 1981—2000 年共 20 年的皮肤恶性肿瘤，分别分析两大医院全部病理活检资料中皮肤恶性肿瘤所占比例。80 年代皮肤恶性肿瘤占同期行病理检查的各种疾病病例总数的 0.34%（591 例 /171 626例），90 年代此比例增加至 0.58%（1314 例 /227 629 例）。同期皮肤恶性肿瘤占各种恶性肿瘤的比例呈现类似变化趋势，80 年代为3.3%（591 例 /18 061 例），90 年代增加至 5.2%（1314 例 /25 334例）。20 年各种疾病病理活检例数年均增长 1.6%，而皮肤恶性肿瘤活检例数年均增长 3.5%，其中皮肤鳞状细胞癌 2.6%，基底细胞癌 2.2%，皮肤黑素瘤 3.9%。皮肤黑素瘤 80 年代 91 例、90 年代

214 例，分别占同期总病理活检例数的 0.053%（91 例 /171 626 例）、0.094%（214 例 /227 629 例），年平均增长 3.9%[2]。

69. 外伤是黑素瘤的重要诱因

1992 年笔者做研究生期间，分析了 1981—1990 年西安西京医院、重庆西南医院两家大医院的黑素瘤病例，发现 25.8% 的黑素瘤与外伤相关。2003 年，研究生孙东杰分析两家医院 1991—2000 年的数据，外伤相关黑素瘤的比例降至 21%[3]。2013 年，研究生张楠分析两家医院 2000—2011 年的数据，外伤相关黑素瘤的比例为 15.2%[4]。本处用 3 个直方图（图 69-1）说明一个问题——外伤与黑素瘤密切相关：①男性外伤机会多；②南方赤足比例大，外伤机会多；③随着经济水平提高，外伤比例降低。

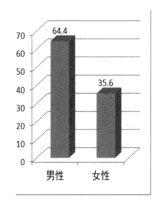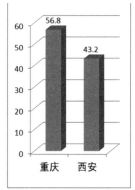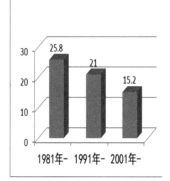

图 69-1 西安、重庆两大医院 104 例外伤相关黑素瘤男女比例、
南北方地区比例及 3 个年代比例

70. 先天性小痣是黑素瘤的重要病因

前已述及，笔者既往研究中两个阶段的统计数据显示：1981—1990 年源于先天性小痣恶变的黑素瘤为 13.4%，1991—2000 年为 16.1%，20 年的资料综合为 15.4%。我们近期对 51 例源于先天性小痣恶变的黑素瘤进行分析，恶变最小年龄 19 岁，最大 75 岁。不同年龄段例数分别为 10 岁年龄段 1 例、20 岁年龄段 6 例、30 岁年龄段 12 例、40 岁年龄段 13 例、50 岁年龄段 8 例、60 岁年龄段 7 例、70 岁年龄段 4 例。早先我们认为只有先天性痣才发生恶变，大量被诊断为后天性痣恶变的病例应该一发生即为黑素瘤，只是这些病例的水平生长期较长而误认为痣。然而近年大量的病例分析发现，不少后天性痣长期无变化，经过 10 余年甚至 40 年后才出现明显变化，而且此比例也近 10%，表明后天性痣同样可发生恶变。先天性巨痣较易发生恶变，但由于其在人群中的比例极低，在黑素瘤中占比不足 0.5%。

71. 紫外线与中国黑素瘤的关系不密切

大量的资料表明，紫外线是黑素瘤的重要病因[5,6]，如图 71-1 所示，紫外线最强的澳大利亚发病率数倍于其他地区，与中国人相同的日本人对紫外线耐受强，加之防晒意识强，发病率很低。如前所述，我国的黑素瘤主要发生于肢端、黏膜，早年还有人发现，白人黑素瘤发生部位男性背部比例大，女性小腿比例大，即与紫外线密切相关。

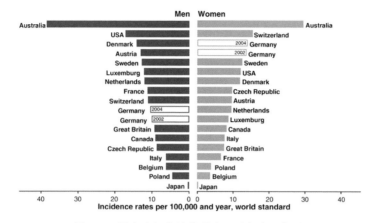

图 71-1 黑素瘤与紫外线强度及肤色密切相关

如前所述，在我们 2003 年统计的 435 例黑素瘤中，130 例发生于眼、耳、鼻、口腔、肛门、外阴黏膜等非皮肤部位，皮肤黑素瘤 305 例，193 例位于肢端，占 63.3%，再除去约 15% 由色痣恶变而来的黑素瘤，非肢端的皮肤黑素瘤比例很小。若以面积计算，与紫外线关系密切部位的占比非常低，所以对于中国人种来说，紫外线不是黑素瘤的重要诱因。

72. 黑素瘤的发病机制

黑素瘤发生及恶性进展是一个多步骤的复杂过程，须打破细胞稳态，获得一定的运动能力、穿过由细胞外基质和基底膜组成的屏障向组织深部浸润，在缺氧、缺乏血供的环境中保证能量供给，对抗失巢凋亡等。整个过程涉及肿瘤细胞与宿主之间复杂的相互作用，多种分子及信号通路参与这一过程的调控。近十年，黑素瘤组学研究、关键信号转导通路及免疫逃逸机制等方面的研究均取得突破性进展。

第一，黑素瘤基因组的研究进展深化了我们对黑素瘤发生分子机制的认识。黑素瘤基因组的突变频谱和特征对其发生机制有重要的提示意义。C-T 碱基转换是黑素瘤（非肢端及黏膜黑素瘤）的主要突变类型[7]。这一突变类型可由紫外线照射所导致，这与与紫外线暴露是黑素瘤重要发病诱因的观点相符，此外，衰老及化疗也可导致 C-T 碱基转换[8]。发生频率较高的突变类型还包括 UVA 暴露诱导氧化应激所致的 G-T 碱基颠换。46% 的黑素瘤驱动突变为 C-T 碱基转换，9% 为 G-T 碱基颠换[9]，主要涉及抑癌基因 *CDKN2A*、*PTEN* 和 *TP53* 等。而黑素瘤中突变频率最高的 *BRAF* 基因的 V600E 密码子突变并没有体现出紫外线照射诱导突变特征，且与慢性日光暴露型黑素瘤相比，间断日光暴露型黑素瘤中 *BRAF* 基因突变发生频率更高[10]。由此可见，黑素瘤发病诱因中存在紫外线照射以外的诱导突变机制，对该机制的阐释有助于黑素瘤预防策略的完善。此外，肢端黑素瘤及黏膜黑素瘤缺乏大样本基因组学研究证据，有待进一步明确其突变频谱及特征，从而深入挖掘相关发病机制。近年，遗传异质性研究从基因组学层面提供了黑素瘤克隆演化的分子证据，从空间及时间的角度深化了我们对黑素瘤病因学的认识。Shain 等人研究结果显示，在色痣恶变的组织中，随着黑素细胞肿瘤从良性向交界性、恶性的变化，点突变负荷逐渐增加；拷贝数变异主要发生在浸润性黑素瘤中；恶性程度越高的肿瘤，其基因组水平的异质性越显著[11]。Harbst 等人发现皮肤黑素瘤中 3% ～ 38% 的非同义体细胞突变呈现异质性分布，12% 的已知黑素瘤驱动突变呈异质性分布，其中，*BRAF* 和 *NRAS* 基因突变异质性较低，进一步证实 MAPK 通路异常活化是皮肤黑素瘤发生的核心驱动事件，而 PI3K 信号通路基因突变表现出异质模式，提示其可能为黑素瘤恶性演化过程中获得的突变。此外，紫外线照射诱导突变发生频率在肿瘤生长的早期和晚期差异显著，表明黑素瘤的恶性进展过程中还存在其他致病因素导致的突变过程[12]。由此可见，遗传异质性对黑素瘤细胞恶性生物学行为的产生变化有重要影响，与患者预后、转移风险、治疗耐药联系密切，这一领域的进展将推进我们对黑素瘤病因学及恶性进展机制的认识，更为阐释靶向药物的耐药机制，优化治疗策略及开发新的药物靶点提供直接的理论依据。

第二，黑素瘤发生驱动突变基因和关键信号通路的发现快速推动靶向药物的研发。2002 年研究者首次发现黑素瘤中存在 *BRAF* 基因高频突变，其中 80% 为第 600 位密码子（V600E）处发生缬氨酸 – 谷氨酸替换，致使该基因功能持续性激活[13]，这一研究成果推动了 BRAF 抑制剂类药物研究。目前黑素瘤基因组学研究已经鉴定出多个黑素瘤驱动突变基因[7, 9, 14, 15]，且以 TCGA（The Cancer Genome Atlas）多组学数据为依据的黑素瘤分子分型被首次提出[16]，即 *BRAF* 突变黑素瘤占 50%；*N-Ras*、*K-Ras* 及 *H-Ras* 突变黑素瘤约占 25%；NF1 突变黑素瘤，约占 15% 和三阴型黑素瘤（上述三个基因均为野生型）。其他的高频驱动突变基因还包括 *TERT*、*CDKN2A*、*PTEN*、*TP53* 及 *ARID2* 等。此外，KIT 活化型突变和拷贝数扩增在肢端及黏膜黑素瘤中较为常见[17, 18]。眼黑素瘤中的高频驱动突变有 GNAQ 和 GNA11，均参与 MAPK 信号传导[19, 20]。体细胞基因变异、表观遗传修饰或代谢异常等多方面因素导致黑素瘤中主要信号转导通路异常活化，其中包括 MAPK （mitogen-activated-protein-kinase）通路、PI3K （the phosphoinositide-3-kinase）通路、AKT （protein kinase-B）、PTEN 及 mTOR （mammalian-target-of-rapamycin）通路等。

第三，免疫逃逸是导致黑素瘤发生的重要事件，上调免疫检查点调控分子表达是形成免疫逃逸的机制之一。当 T 细胞识别肿瘤抗原后，释放干扰素 -γ，通过 JAK-STAT 信号通路的介导，促进 PD-1 的配体 PD-L1/L2 在黑素瘤细胞表面表达上调[21]。PD-L1/L2 与 PD-1 的结合导致 T 细胞功能抑制，进而抑制抗肿瘤免疫应答。黑素瘤免疫逃逸机制还包括肿瘤相关抗原、Ⅰ类组织相容性复合体表达下调，以及肿瘤生长因子 β 等免疫抑制因子的分泌等[22]。

参考文献

1. Rastrelli M, Tropea S, Rossi C R, et al. Melanoma：epidemiology, risk factors, pathogenesis, diagnosis and classification. In Vivo, 2014, 28 (6)：1005-1011.

2. 高天文，孙东杰，李春英，等 . 中国西部两医院 1905 例皮肤恶性肿瘤回顾分析 . 北京大学学报：医学版，2004，5：469-472。

3. 孙东杰，高天文，李春英，等 . 西安、重庆两所医院 20 年皮肤恶性黑素瘤回顾 . 中华皮肤科杂志，2004，37（2）：97-99.

4. Zhang N，Wang L，Zhu G N，et al. The association between trauma and melanoma in the Chinese population：a retrospective study. J Eur Acad Dermatol Venereol，2014，28（5）：597-603.

6. Garbe C，Leiter U. Melanoma epidemiology and trends. Clinics in Dermatology，2009，27（1）：3-9.

7. Pleasance E D，Cheetham R K，Stephens P J，et al. A comprehensive catalogue of somatic mutations from a human cancer genome. Nature，2010，463（7278）：191-196.

8. Alexandrov L B，Nik-Zainal S，Wedge D C，et al. Signatures of mutational processes in human cancer. Nature，2013，500（7463）：415-421.

9. Hodis E，Watson I R，Kryukov G V，et al. A landscape of driver mutations in melanoma. Cell，2012，150（2）：251-263.

10. Curtin J A，Fridlyand J，Kageshita T，et al. Distinct sets of genetic alterations in melanoma. N Engl J Med，2005，353：2135-2147.

11. Shain A H，Yeh I，Kovalyshyn I，et al. The genetic evolution of melanoma from precursor lesions. N Engl J Med，2015，373（20）：1926-1936.

12. Harbst K，Lauss M，Cirenajwis H，et al. Multiregion Whole-Exome Sequencing Uncovers the Genetic Evolution and Mutational Heterogeneity of Early-Stage Metastatic Melanoma. Nature，2002，417.

13. Davies H，Bignell Gr，Cox C，et al. Mutations of the BRAF gene in human cancer. Nature，2002，417：949-954.

14. Stark M S，Woods S L，Gartside M G，et al. Frequent somatic mutations in MAP3K5 and MAP3K9 in metastatic melanoma identified by exome sequencing. Nat Genet，2011，44（2）：165-169.

15. Krauthammer M，Kong Y，Ha B H，et al. Exome sequencing identifies recurrent somatic RAC1 mutations in melanoma. Nat Genet，2012，44（9）：1006-1014.

16. Cancer Genome Atlas Network. Genomic Classification of Cutaneous Melanoma. Cell，2015，161（7）：1681-1696.

17. Curtin J A，Busam K，Pinkel D，et al. Somatic activation of KIT in distinct subtypes of melanoma. J Clin Oncol，2006，24：4340-4346.

18. Beadling C，Jacobson-Dunlop E，Hodi F S，et al. KIT gene mutations and copy number in melanoma subtypes. Clin Cancer Res，2008，14：6821-6828.

19. Koopmans A E，Vaarwater J，Paridaens D，et al. Patient survival in uveal melanoma is not affected by oncogenic mutations in GNAQ and GNA11. Br J Cancer，2013，109（2）：493-496.

20. Van Raamsdonk C D，Griewank K G，Crosby M B，et al. Mutations in GNA11 in uveal melanoma. N Engl J Med，2010，363（23）：2191-2199.

21. Garcia-Diaz A，Shin D S，Moreno B H，et al. Interferon receptor signaling pathways regulating PD-L1 and PD-L2 expression. Cell Rep，2017，19（6）：1189-1201.

22. Umansky V，Sevko A. Melanoma-induced immunosuppression and its neutral-ization. Semin Cancer Biol，2012，22（4）：319-326.

黑素瘤研究新进展

73. 黑素瘤的最新分期

黑素瘤的精确分期对于制定合理的治疗计划、进行准确的预后评估，以及对临床试验的结果进行有意义的分层分析至关重要。第八版 AJCC 肿瘤分期手册在以下方面对黑素瘤分期进行了更新[1]：①将肿瘤厚度测量记录的精度由 0.01mm 调整至 0.10mm；②将 0.8mm 作为划分 T_1 期肿瘤的临界值，有丝分裂率不再作为 T 分期的依据；③ $T_{1b}N_0M_0$ 被纳入病理 I A 期；④ N 分期中，区域淋巴结转移的描述修正为"临床隐匿性（clinically occult）"和"临床可探查性（clinically apparent）"；⑤病理Ⅲ期的划分依据同时包括 N 分期和 T 分期，并增加到 4 个亚组（ⅢA～ⅢD 阶段）；⑥如存在微卫星灶、卫星灶或移行转移，则根据受累淋巴结数分为 N_{1c}、N_{2c}、N_{3c} 期；⑦ LDH 水平不只作为 M_{1c} 期的诊断标准，所有 M 分期都应记录 LDH 水平（正常记录为 0，升高记录为 1）；⑧有中枢神经系统转移为 M_{1d} 期。依据第八版 AJCC 肿瘤分期进行优化的简表见表 73-1。

表 73-1 黑素瘤病理分期与预后的关系（AJCC 8）

临床分期	组织学特征／TNM 分类	生存率（%）		
		1 年	5 年	10 年
0	表皮内／原位黑素瘤（$T_{is}N_0M_0$）	—	100	100
ⅠA	＜ 0.8mm，无溃疡（$T_{1a}N_0M_0$）	—	99	98
	＜ 0.8mm，有溃疡（$T_{1b}N_0M_0$）；0.8 ～ 1.0mm，有或无溃疡（$T_{1b}N_0M_0$）	—	99	98
ⅠB	1.0 ～ 2.0mm，无溃疡（$T_{2a}N_0M_0$）	—	97	94
ⅡA	1.0 ～ 2.0mm，有溃疡（$T_{2b}N_0M_0$）	—	94	88
	2.0 ～ 4.0mm，无溃疡（$T_{3a}N_0M_0$）	—	94	88
ⅡB	2.0 ～ 4.0mm，有溃疡（$T_{3b}N_0M_0$）	—	87	82
	＞ 4.0mm，无溃疡（$T_{4a}N_0M_0$）	—	87	82
ⅡC	＞ 4.0mm，有溃疡（$T_{4b}N_0M_0$）	—	82	75
ⅢA	临床 I 期皮损，1 ～ 3 个临床隐匿型淋巴结转移（N_{1a} 或 N_{2a}）	—	93	88

74. 黑素瘤的易感基因

部分黑素瘤的发生呈现家族性聚集，其原因可能是由于患者携带共同的遗传易感基因或暴露于相似的环境风险因素下，如过度日光暴露，或两者兼而有之。一项基于双胞胎人群研究结果提示，遗传对黑素瘤易感性的影响约占 55%[2]。黑素瘤易感基因的鉴定在开展高患病风险人群的早期筛查方面有重要的临床应用价值[3]。根据突变基因的遗传外显率可将目前已发现的黑素瘤易感基因分为三类：

（1）高外显率遗传易感基因：染色体 9p21 上的 *CDKN2A* 基因是于 1994 年第一个被鉴定为具有较高外显率的黑素瘤易感基因[4,5]。*CDKN2A* 编码 p16INK4A 和 p14ARF 蛋白，参与细胞周期、生长抑制和细胞衰老的调控[5]。约 2% 的散发黑素瘤患者携带 CD*KN2A* 突变，而在具有黑素瘤家族史的患者中大约有 40% 的病例携带该突变[6]。*CDKN2A* 突变的携带者终生具有黑素瘤发病风险，至 80 岁时，30%～50% 的突变携带者将发生黑素瘤[7,8]。

（2）中外显率遗传易感基因：编码黑素细胞刺激素受体的黑皮质素 -1 受体（*MC1R*）基因是具有中度外显率的黑素瘤易感基因[9,10]。该基因是决定人类皮肤和头发颜色的主要基因之一，可通过色素合成和非色素合成途径参与黑素瘤的发生发展[11-13]。*MC1R* 基因有多个遗传多态性位点[14]，其中有 6 种等位基因与"红发表型（红头发、白皮肤、雀斑、光敏感相关）"相关，携带上述等位基因的个体罹患黑素瘤的风险可增加两倍以上[11,13,15,16]。虽然单个风险型等位基因的存在仅与黑素瘤发病风险的小幅增加相关，但是部分个体携带多个风险型等位基因，通过叠加效应，发病风险会显著增加（如与野生型等位基因相比，携带 2 个风险型等位基因的个体，其黑素瘤发病风险增加超过四倍）。此外，欧

洲人群 *MC1R* 风险型等位基因的携带频率非常高（高达约70%）[11,12]，因此 *MC1R* 是重要的黑素瘤易感基因。此外，中低外显率黑素瘤易感基因还包括具有调控黑素细胞分化、发育及功能的重要转录因子 MITF[17,18]。

（3）低外显率易感基因：自2008年以来，一系列全基因组关联研究（GWAS）的成果使我们从肿瘤分子流行病学的角度对黑素瘤的遗传特征有了更深入的认识[19-25]。这些大样本病例－对照研究成功鉴定出多个与黑素瘤发病风险相关的低外显率易感位点，包括①色素沉着相关基因或邻近区域，如 MC1R、TYR、ASIP、SLC45A2、IRF4 和 TYRP1；②与色痣数量相关的基因座及邻近区域：MTAP、PLA2G6、IRF4 和 TERT/CLPTM1L；③其他生物学过程中的重要功能基因，如 DNA 损伤修复及细胞周期调控基因（*ATM*、*CASP8*、*CCND1*、*MX2* 等）和肥胖相关基因（*FTO*）[26]。黑素瘤易感基因研究领域的未来方向包括明确哪些易感基因具有致病作用，明确其具体分子机制；探索与黑素瘤发病风险相关的基因，特别是非色素合成相关基因的潜在致病分子机制；评估基因与基因、基因与环境之间的相互作用及将遗传变异纳入黑素瘤发病风险预测模型并评价其临床应用价值。

75. 黑素瘤的分子诊断

对于病理诊断比较困难的黑素细胞肿瘤，可通过肿瘤基因分子检测进一步完善鉴别诊断。96% 已确诊的黑素瘤可检测到染色体扩增或缺失[27]。相反，除了 Spitz 痣具有染色体 11p 扩增之外，色痣中通常不存在染色体变异。此外，黑素瘤染色体扩增和缺失并不是随机分布在基因组中的，而是重复性出现在为肿瘤提供选择性生长优势的染色体及邻近区域。良恶性不同的黑素细胞肿瘤基因组特征的基本差异成为黑素瘤分子诊断的理论基础。目前黑素瘤分子诊断的方法主要包括：

（1）荧光原位杂交（fluorescent in situ hybridization，FISH）：FISH 是辅助诊断黑素细胞肿瘤的主要分子检测方法，即通过靶向特定染色体基因座的荧光标记的寡核苷酸探针来检测肿瘤细胞中该基因的拷贝数变化。2009 年研究者开发了 4 色探针 FISH 检测试剂盒，分别针对 6 号染色体上的 3 个位点（6q23、6p25 和 CEP6）及 11q13 位点，其诊断黑素瘤及色痣特异性分别为 87% 和 95%[28]。该试剂盒在鉴别诊断痣样黑素瘤与有丝分裂活跃的痣[29]、结膜黑素瘤与结膜痣[30]、淋巴结转移性黑素瘤与淋巴结痣[31]、蓝痣样黑素瘤和细胞型蓝痣[32]、非典型交界性黑素细胞增殖[33,34] 等疾病中具有较高的参考价值。Spitz 痣样黑素瘤的病理诊断最为困难，常用到 FISH 分子检测[35]。研究发现 CDKN2A 基因所在的 9p21 纯合缺失提示 Spitz 痣样黑素瘤[36]。此外，染色体 9p21 缺失与儿童非典型 Spitz 痣样黑素瘤转移风险增加相关[37]。据此，一种新的、靶向染色体 9p21、6p25、8q24 和 11q13 的 FISH 检测试剂盒得到推广应用，该试剂盒将黑素瘤诊断敏感性和特异性提高至 94% 和 98%[38]。

（2）比较基因组杂交（comparative genomic hybridization，CGH）：该方法为提取肿瘤 DNA 进行荧光标记，通过与对照 DNA 竞争杂交或使用 DNA 芯片的方法来检测染色体扩增或缺失，可提供较高的基因组检测精度，且与检测有限数量染色体基因座的 FISH 检测方法相比，CGH 可提供更为全面的肿瘤基因组分子特征。已有研究证实，蓝痣、Spitz 痣和先天性色痣的 CGH 检测结果均有特征性改变。例如，细胞型蓝痣通常测不到染色体变异[39]，而蓝痣样黑素瘤存在 3 处或 3 处以上染色体变异；同样，先天性色痣无染色体畸变、先天性色痣内的良性细胞增生（"增生性结节"）在临床特征和组织病理学上与黑素瘤非常相似，CGH 检测显示其基因组的变化为整个染色体的扩增或缺失，特别是染色体 7、9 或 10 的缺失，而色痣恶变组织的基因组改变为染色体片段的多重扩增和缺失[40]。大多数 Spitz 痣没有染色体畸变，部分以结缔组织增生为组织学变化特征的 Spitz 痣具有 *HRAS* 突变和 / 或 *HRAS* 所在的染色体 11p 的扩增[41]，此外，生物学行为较为良性的 Spitz 样黑素细胞肿瘤具有染色体 3p21 缺失（包含抑癌基因 *BAP1*）[42]。当 CGH 检测到 3p 缺失或孤立的 11p 扩增之外的染色体畸变，特别是检测到多个染色体片段的扩增或缺失，则高度提示 Spitz 痣样黑素瘤。在上述分子检测技术的基础上，随着黑素细胞来源肿瘤的基因组特征被逐渐揭示，以及测序技术的进步和完善，黑素瘤的分子诊断将推进到更加精准化的时代。

76. BRAF 抑制剂靶向治疗

约 50% 白种人的皮肤黑素瘤携带 *BRAF* 基因变异。*BRAF* 属于 RAF 激酶家族中的丝氨酸 - 苏氨酸蛋白激酶，是 MAPK 信号转导通路的关键分子。研究者针对该分子靶点开发了多种高选择性抑制剂。在针对晚期黑素瘤（不可手术切除或转移黑素瘤）的临床试验中，与达卡巴嗪（DTIC）相比，BRAF 抑制剂 Vemurafenib 和 Dabrafenib 在携带 *BRAFV600E* 突变的患者中显示出较高的治疗应答率（约 50%），起效快，并且显著延长无进展生存期（5 ～ 6 个月）和总生存期（约 13 个月）[43-48]，其后，Vemurafenib 和 Dabrafenib 陆续被批准用于美国和欧盟的晚期黑素瘤系统治疗。Vemurafenib 的标准治疗剂量为 960mg，2 次 / 日，口服；Dabrafenib 的标准治疗剂量为 150mg，2 次 / 日，口服。主要不良反应为关节痛、疲劳、光敏感（多发生于 Vemurafenib）、皮肤鳞状细胞癌及角化棘皮瘤（Dabrafenib 发生率较 Vemurafenib 略低）。BRAF 抑制剂继发耐药较为常见，约半数使用单药治疗的患者在 6 个月之内发生肿瘤进展，其可能机制是 MAPK 信号通路的再活化或 PI3K-AKT 信号通路的过度活化。联合治疗策略有望提高应答率，延迟耐药的发生。目前已有多个Ⅲ期临床试验评价了 BRAF 抑制剂联合 MEK 抑制剂治疗的安全性和有效性。BRAF 抑制剂联合 MEK 抑制剂的不同组合，Vemurafenib+Cobimetinib、Dabrafenib+Trametinib 的研究结果均显示联合用药可以显著提高客观有效率（64%～68%），延长无进展生存期（9～11个月）和总生存期（22～25个月，1年、3年及5年生存率约为72%～74%、47%及28%）。因此，BRAF 和 MEK 抑制剂的联合用药已成为治疗携带 *BRAF* 突变患者的一线治疗[49,50]。

此外，MAPK 通路抑制剂的联合治疗方案在术后辅助治疗及新辅助治疗方面也有良好的临床应用前景。2017 年一项Ⅲ期随机双盲安慰剂对照的临床试验对比了 Dabrafenib 联合 Trametinib 与安慰剂在临床Ⅲ期且已行淋巴结清扫术患者的术后辅助治疗疗效。共纳入携带 BRAFV600E 或 BRAFV600K 突变黑素瘤患者 870 名，治疗 12 个月，联合治疗组的 3 年无复发生存率 58%，对照组 39%；联合用药组 3 年总生存率 86%，安慰剂组 77%[51]。2018 年 MD Anderson 肿瘤研究中心报道了一项单中心非盲随机 2 期临床试验，入组患者为可行手术的Ⅲ～Ⅳ期黑素瘤患者（携带 *BRAFV600E* 或者 *BRAFV600K* 突变），对照组纳入共 7 人，其中 1 人行辅助性化疗，6 人观察未用辅助治疗；试验组共纳入 11 人，行新辅助治疗（具体治疗方案为术前 Dabrafenib 联合 Trametinib 治疗 8 周，术后 1 周再行 Dabrafenib 联合 Trametinib 治疗 44 周，共 52 周），其中 4 人因无法耐受不良反应未完成整个治疗。初步试验结果显示新辅助治疗组的无进展生存优于对照组[52]。

77. KIT 抑制剂靶向治疗

约 8% 的亚洲黑素瘤患者携带 KIT 拷贝数变异或者点突变[53]，且有研究报道，亚洲人好发的肢端型及黏膜型黑素瘤中 *KIT* 突变率较高[54]。伊马替尼的作用靶点为 C-KIT、abl 及血小板衍生生长因子受体，既往研究显示其在慢性髓细胞性白血病及胃肠道间质瘤中具有良好的治疗效果。在两项受试对象非选择性（即无论是否携带 *C-KIT* 基因变异）的临床研究中，客观有效率及生存率均无明显改善。仅纳入 *C-KIT* 突变黑素瘤患者的 II 期试验结果显示，患者中位无进展生存期为 3.5 个月，6 个月无进展生存率为 36.6%，总疾病控制率为 53.5%，有 10 例患者和 13 例患者分别达到部分缓解（PR）和疾病稳定（SD），18 名患者（41.9%）出现肿瘤消退。其中，9 位携带 *C-KIT* 基因 11 或 13 号外显子突变的患者达到 PR，提示携带这两个外显子突变的患者其治疗获益更为显著。1 年总生存率为 51.0%。治疗耐受性好[55]。

另一项 II 期单臂的临床试验初步证实 C-KIT 抑制剂 Nilotinib 的治疗效果与伊马替尼相似，客观有效率为 26.2%，无进展生存时间 4.2 个月，中位生存期 18 个月[56]。此外，有研究显示，*C-KIT* 可激活 MNK 1/2（MAP kinase-interacting serine/threonine kinases 1 and 2），并进一步调控 eIF4E 导致肿瘤的发生及进展，抑制 MNK 1/2 可显著抑制黑素瘤转移，提示 MNK 1/2 可能成为黑素瘤治疗靶点[57]。

中国医学临床百家

78. 研究中的其他靶向治疗

15% ～ 20% 的皮肤黑素瘤中可检测到 *NRAS* 基因突变。已证实携带 *NRAS* 突变的患者对 Vemurafenib 治疗不敏感，MEK 抑制剂可能使这类患者受益。其中，MEK 抑制剂 Binimetinib 的 II 期临床试验结果显示，30 例 NRAS 突变的黑素瘤中有 6 例（20%）对 Binimetinib 治疗有部分应答，治疗耐受性好[58]。以达卡巴嗪为对照的 III 期临床试验（NCT01763164）进一步评估了 Binimetinib 对 *NRAS* 突变黑素瘤治疗的有效性。Binimetinib 治疗组客观有效率约为 15%，中位无进展生存期为 2.8 个月，达卡巴嗪组为 1.5 个月。Binimetinib 治疗组中位总生存期为 11 个月，对照组为 10.1 个月[59]。此外，正在进行临床研究的其他 MEK 抑制剂还包括 Selumetinib[60, 61]。

另一方面，在临床前研究中，ERK 抑制剂在 *BRAF* 突变和 *BRAF* 野生型黑素瘤中均显示出较好的临床应用前景[62-64]，目前，该类药物在 *BRAF* 及 *NRAS* 突变的黑素瘤治疗的 1 期临床观察中显示出较好的安全性和一定的治疗作用（NCT01781429）[65]。

79. 免疫检查点抑制剂治疗——CTLA-4 单克隆抗体

肿瘤可通过各种方式逃脱机体免疫监视和 T 细胞杀伤。针对免疫抑制性受体的单克隆抗体（CTLA-4 单抗及 PD-1 单抗）

可增强肿瘤微环境中免疫细胞的功能，促进其杀伤肿瘤的作用。2011 年 Ipilimumab 被 FDA 批准用于治疗不可切除或转移性黑素瘤，靶点为 CTLA-4（细胞毒性 T 淋巴细胞相关抗原 4），也是首个可显著延长晚期黑素瘤患者生存期、有良好安全性的药物，部分患者可获得长期治疗反应。2010 年发表的一项Ⅲ期随机对照临床试验，共纳入Ⅲ～Ⅳ期不可切除或转移黑素瘤患者 676 例，Ipilimumab 治疗有效率为 10.9%，中位生存期为 10.1 个月，其后的研究中，Ipilimumab 与 DTIC 联合用药组中位总生存期提高至 11.2 个月，DTIC 对照组为 9.1 个月。Ipilimumab 治疗组 1 年、2 年、3 年生存率分别提高至 47.3%、28.5%、20.8%[66,67]。临床试验 EORTC-18071 证实 CTLA-4 单抗可显著改善临床Ⅲ期黑素瘤患者淋巴结清扫术后无复发生存及总生存情况，因此该药物也被 FDA 批准用于黑素瘤患者的术后辅助治疗[68,69]。

增加 Ipilimumad 治疗剂量可提高治疗有效率，但严重不良反应发生率也随之提高。总药物相关不良反应发生率为 80%，免疫相关不良反应发生率为 60%。最常见不良反应为胃肠道症状（腹泻、恶心呕吐、便秘等）、疲乏、厌食、发热及头痛等。免疫相关不良反应主要为皮疹、瘙痒、白癜风、内分泌系统疾病（垂体炎及甲状腺炎）及肝功的异常或肝炎。仅 1/2 患者可耐受 12 周以上的治疗，坚持治疗 1 年者仅 29%。临床研究报道了 14 例治疗相关的死亡病例。

80. 免疫检查点抑制剂治疗——PD-1/PD-L1 单克隆抗体

PD-1/PD-L1 单抗是另一类具有较高临床治疗有效率和良好耐受性的免疫检查点抑制剂，该药物的作用靶点为程序性死亡受体 1 及其配体。PD-1 是 T 细胞活性的负调节因子，当与其两个配体 PD-L1 和 PD-L2 相互结合时，可在免疫应答的各个阶段抑制 T 细胞活性[70-72]。此外，PD-1 在 Tregs、B 细胞及 NK 细胞上均有表达，相关分子学效应共同影响了 PD-1 抑制剂的治疗疗效[73-75]。

PD-1 单抗 Nivolumab 和 Pembrolizumab 在治疗不可切除及转移黑素瘤的 I 期临床试验中均显示出良好的安全性及较高的客观有效率（Nivolumab 为 28%，Pembrolizumab 为 38%）[76-79]。大样本随机对照Ⅲ期临床研究的数据显示，与达卡巴嗪相比，Nivolumab 治疗组客观有效率为 40%，1 年生存率 72.9%，无进展生存期为 5.1 个月，总体达到了较好的治疗效果[80]。另一项Ⅲ期临床研究数据显示，Pembrolizumab 单药治疗组客观有效率为 32.9%，6 个月无进展生存率约为 46.4%，1 年生存率高达 68% 以上，均显著优于 Ipilimumab 对照组，且 3～5 级不良反应发生率仅为 10.1%，低于 Ipilimumab 对照组（19.9%）[81]。目前 Nivolumab 和 Pembrolizumab 均被 FDA 批准用于晚期黑素瘤的系统治疗。

其后，临床研究 Checkmate-238 比较了 Nivolumab 与 Ipilimumab 作为ⅢB、ⅢC 和可手术切除Ⅳ期黑素瘤患者辅助治疗药物的效果。Nivolumab 治疗组无复发生存显著优于 Ipilimumab 治疗组，且耐受性好，仅 4% 的患者因不能耐受而停药，而 Ipilimumab 组则为 30%[82]。基于该研究，Nivolumab 分别于 2017 年和 2018 年在美国和欧洲获得批准用于黑素瘤术后辅助治疗。另一项对比 Pembrolizumab 与安慰剂在黑素瘤术后辅助治疗中疗效的临床试验 EORTC 1325 的结果显示，Pembrolizumab 可使患者显著获益（HR=0.57）[83]，1 年无复发生存率为 75.4%，安慰剂对照组为 61.0%，3 ～ 5 级不良反应发生率仅为 14.7%，进一步展示了免疫检查点抑制剂在黑素瘤辅助治疗方面的广阔应用前景。

大约 60% 的患者对免疫检查点抑制剂存在治疗抗性，且 20%～ 30% 的初始治疗有效患者将发生继发性（获得性）治疗抵抗。对治疗抗性机制的理解有助于开发用于预判疗效的生物标志物[84]，目前正在研究和评价中的潜在治疗疗效标志物包括突变负荷和新抗原负荷[85]，肿瘤微环境的特征，如局部 PD-L1 表达量[86]、肿瘤浸润淋巴细胞的数量和分布[87]、肿瘤细胞 γ 干扰素信号通路的活化程度[88、89]及肠道和其他部位微生物组的组成特征[84,90]。

PD-1 单抗治疗不良反应中，最常见的是皮肤毒性，大部分患者局部外用皮质类固醇和止痒剂可明显控制症状。与 CTLA-4 单抗相比，PD-1 单抗治疗引起的严重腹泻和转氨酶升高较少见，类固醇药物治疗有效。更为少见的不良反应为内分泌系统疾病，如甲状腺功能减退、肾上腺功能不全及性激素缺乏，需要相应的激素替代治疗。此外，临床研究中还报道了肺炎导致死亡的病例，免疫相关的不良反应中肺炎和甲状腺炎的发生频率较CTLA-4 单抗高。

81. 免疫检查点抑制剂联合治疗

目前已报道和正在进行的联合治疗临床研究有以下几个方面。

（1）免疫检查点抑制剂之间联合或与其他免疫治疗的联合

I 期临床试验初步评估了 Ipilimumab 和 Nivolumab 联合用药的治疗效果，其治疗客观有效率为 40%，在发生应答的患者中，完全缓解（CR）或接近完全缓解的发生率较高。不良反应发生率升高，93% 的患者出现任何级别的治疗相关不良反应，53% 的患者具有 3/4 级不良反应[91]。Checkmate-067 研究比较了 Nivolumab 单药治疗、Ipilimumab 单药治疗，以及 Nivolumab 联合 Ipilimumab 在不可切除或转移性黑素瘤中的治疗效果。结果显示联合治疗的疗效优于单一疗法。经过 36 个月的随访发现，Nivolumab 联合 Ipilimumab 治疗组中位总生存期未达到，Nivolumab 单药治疗组为 37.6 个月，Ipilimumab 单药治疗组为 19.9 个月。联合治疗组、Nivolumab 单药治疗组及 Ipilimumab 单药治疗组的 3 年生存率分别为 58%、52% 及 34%。联合治疗组不良反应发生率升高，3/4 级不良反应发生率为 56%，30% 的患者无法耐受不良反应而停药[92]。由于与 PD-1 单一疗法相比，联合治疗引起的严重不良反应率升高，哪些患者值得推荐联合疗法一直是研究的重点。目前认为，乳酸脱氢酶水平升高、原发肿瘤为黏膜黑素瘤、发生无症状脑转移和 PD-L1 表达低于 1% 的黑素瘤患者，可以推荐进行联合治疗。此外，免疫检查点抑制剂与干扰素的联合治疗有重大突破。匹兹堡大学癌症研究中心发表了一项 Ib/ II 期临床试验，该试验评估了聚乙二醇 IFN- α 2b（PEG-IFN）联合 PD-1 单抗 Pembrolizumab 治疗不可切除或转移性黑素瘤的安全性及有效性。治疗剂量为 Pembrolizumab 2mg/kg，每 3 周一次；根据 PEG-IFN 每周剂量 1 μ g/kg、2 μ g/kg 或 3 μ g/kg 分组。实验共纳入 43 名 IV 期患者，中位随访时间为 25 个月，治疗客观有效率为 60.5%，46.5% 的患者出现持续治疗反应。中位无进展生存期为 11 个月，2 年无进展生存率为 46%，未达到中位总生存期，3/4 级治疗不良反应发生率为 48.8%。由此可以得到初步结论，Pembrolizumab 联合 PEG-IFN 安全性及疗效较好，有待于更大样本的临床观察进一步证实[93]。

（2）免疫检查点抑制剂联合化疗

Ipilimumab 联合达卡巴嗪的客观反应率较 Ipilimumab 单药高 [（14.3% ～ 15.2%）*vs.*5.4%]，但 3/4 级免疫相关不良反应（irAEs）的发生率大于 40%。因此，Ipilimumab 联合达卡巴嗪化疗未在临床实践中广泛开展。

（3）免疫检查点抑制剂联合靶向药物

第一项评价联合应用 Ipilimumab 及 Vemurafenib 治疗晚期黑素瘤的研究结果显示该联合方式具有剂量限制性肝毒性[94]。BRAF 抑制剂与 PD-1 单抗联合治疗的研究目前仍在进行中。

（4）免疫检查点抑制剂联合放疗

放疗具有明确的免疫调节作用[95]，在动物实验中可增强 CTLA-4 和 PD-1 单抗的疗效[96,97]，个案报道显示 CTLA-4 单抗联合放疗疗效明确且安全性好[98-101]。

82. 个体化肿瘤新抗原疫苗治疗

肿瘤新抗原是一类由肿瘤特异性突变所产生的、可与 HLA 结合的肽段。有效的抗肿瘤免疫与作用于肿瘤新抗原的 T 细胞的存在密切相关，这类 T 细胞不存在于正常组织内，避免了中枢胸腺耐受，具有高度免疫原性。肿瘤新抗原一直被认为是抗肿瘤免疫应答的最佳靶点，近年二代测序技术快速发展，可高通量检测肿瘤组织中所有编码区突变及计算机预测与自体 HLA 高亲和力结合的突变肽段等技术的逐步完善，使得这一科学设想得以初步实践。2017 年 *Nature* 杂志同期刊出的两项研究，探索了个体化肿瘤新抗原疫苗对Ⅲ～Ⅳ期黑素瘤的治疗安全性及有效性[102, 103]。研究的具体方法（以 Ott 等人的研究为例）是对肿瘤组织及对照组织进行全外显子测序，得到肿瘤组织的体细胞突变，RNA-seq 方法验证体细胞突变的表达情况，用 NetMHCpan

软件预测突变序列中能结合至 MHC I 类分子的抗原表位，在筛选的过程中优先筛选致癌基因突变的表位，然后按照突变肽段与 MHC I 类分子结合的亲和力大小进行排序。针对肿瘤突变负荷较高的 8 位患者，合成 13～20 条长度为 15～30 个氨基酸的免疫长肽段（IMP），并分为 4 种免疫池，对患者进行皮下免疫接种。6 名患者完成了免疫接种，其中 4 名患者肿瘤消退后 25 个月未复发，2 名患者疾病进展，经 PD-1 单抗治疗达临床治愈。治疗相关不良反应包括轻度的流感样症状、注射部位反应、皮疹及疲劳。

83. 明天的黑素瘤

靶向药物、免疫检查点抑制剂的出现显著改善了晚期黑素瘤患者的预后及生活质量，上述新药在黑素瘤的术后辅助治疗中也显示出明确的疗效及优势。在这些研究成果的基础上，晚期黑素瘤患者治疗的主要研究方向仍将为对不同疗法之间联合模式的探索，以期得到更高临床治疗受益，特别是希望能改善具有多发转移灶、脑转移及高 LDH 水平患者的生存状况。对黑素瘤组学特征的进一步揭示将有助于发现新的治疗靶点，此外，异种移植物模型（PDX 模型）将成为在体治疗敏感性筛选平台。

对于中国的研究者，则有更多更重要的任务需要完成。尽管目前大量的新抗肿瘤药物已进入医保，高额治疗费用的限制已有显著改善，但中国黑素瘤患者的突变频谱与欧美人群显著不同，*BRAF* 的突变频率远远低于欧美报道数据，靶向药物的应用在一定程度上受到限制。因此，中国黑素瘤的治疗无法照搬欧美国家的治疗指南，而是需要结合国情及临床实际需要。前面重点阐述的重组人干扰素 α1b 在术后辅助治疗及晚期黑素瘤患者中的应用已充分显示其可显著提高患者的总生存率和治愈率，是治疗黑素瘤的重要利器，在单药治疗的基础上，其与靶向药物及免疫检查点抑制剂类药物的联合将成为我们的研究重点。此外，中国人好发的肢端黑素瘤和黏膜黑素瘤的基因组特征的揭示，相关发病机制、危险因素的研究成果将推动中国黑素瘤预防和治疗策略的快速发展、更新和完善，造福于更多的黑素瘤患者。

参考文献

1. Gershenwald J E, Scolyer R A, Hess K R, et al. Melanoma staging：Evidence-based changes in the American Joint Committee on Cancer eighth edition cancer staging manual. CA Cancer J Clin, 2017, 67 (6)：472-492.

2. Shekar S N, Duffy D L, Youl P, et al. A population-based study of Australian twins with melanoma suggests a strong genetic contribution to liability. The Journal of investigative dermatology, 2009, 129：2211-2219.

3. Cust AE, Goumas C, Vuong K, et al. MC1R genotype as a predictor of early-onset melanoma, compared with self-reported and physician-measured traditional risk factors：an Australian case-control-family study. BMC Cancer, 2013, 13：406.

4. Kamb A, Shattuck-Eidens D, Eeles R, et al. Analysis of the p16 gene (CDKN2) as a candidate for the chromosome 9p melanoma susceptibility locus. Nature Genetics,

1994，8（1）：22-26.

5. Meyle K D，Guldberg P. Genetic risk factors for melanoma. Human Genetics，2009，126：499-510.

6. Goldstein A M，Chan M，Harland M，et al. Features associated with germline CDKN2A mutations：a GenoMEL study of melanoma-prone families from three continents. Journal of Medical Genetics，2006，44（2）：99-106.

7. Begg C B，Orlow I，Hummer A J，et al. Lifetime risk of melanoma in CDKN2A mutation carriers in a population-based sample. Journal of the National Cancer Institute，2005，97（20）：1507.

8. Cust A E，Harland M，Makalic E，et al. Melanoma risk for CDKN2A mutation carriers who are relatives of population-based case carriers in Australia and the UK. J Med Genet，2011，48（4）：266-272.

9. Hayward N K. Genetics of melanoma predisposition. Oncogene，2003，22：3053.

10. Valverde P，Healy E，Sikkink S，et al. The Asp84Glu Variant of the Melanocortin 1 Receptor (MC1R) is Associated with Melanoma. Human Molecular Genetics，1996，5（10）：1663-1666.

11. Cust A E，Goumas C，Holland E A，et al. MC1R genotypes and risk of melanoma before age 40 years：a population-based case-control-family study. Int J Cancer，2012，131（3）：269-281.

12. Kanetsky P A，Panossian S，Elder D E，et al. Does MC1R genotype convey information about melanoma risk beyond risk phenotypes. Cancer，2010，116（10）：2416-2428.

中国医学临床百家

13. Raimondi S, Sera F, Gandini S, et al. MC1R variants, melanoma and red hair color phenotype：a meta-analysis. Int J Cancer, 2008, 122 (12)：2753-2760.

14. Kanetsky P A, Rebbeck T R, Hummer A J, et al. Population-based study of natural variation in the melanocortin-1 receptor gene and melanoma. Cancer Research, 2006, 66：9330-9337.

15. Williams P F, Olsen C M, Hayward N K, et al. Melanocortin 1 receptor and risk of cutaneous melanoma：a meta-analysis and estimates of population burden. Int J Cancer, 2011, 129 (7)：1730-1740.

16. Williams L H, Shors A R, Barlow W E, et al. Identifying persons at highest risk of melanoma using self-assessed risk factors. J Clin Exp Dermatol Res, 2011, 2 (6)：1000129.

17. Yokoyama S, Woods S L, Boyle G M, et al. A novel recurrent mutation in MITF predisposes to familial and sporadic melanoma. Nature, 2011, 480 (7375)：99-103.

18. Berwick M, MacArthur J, Orlow I, et al. MITF E318K's effect on melanoma risk independent of, but modified by, other risk factors. Pigment Cell Melanoma Res, 2014, 27 (3)：485-488.

19. Amos C I, Wang L E, Lee J E, et al. Genome-wide association study identifies novel loci predisposing to cutaneous melanoma. Hum Mol Genet, 2011, 20 (24)：5012-5023.

20. Barrett J H, Iles M M, Harland M, et al. Genome-wide association study identifies three new melanoma susceptibility loci. Nat Genet, 2011, 43 (11)：1108-1113.

21. Bishop D T, Demenais F, Iles M M, et al. Genome-wide association study iden-

tifies three loci associated with melanoma risk. Nature Genetics，2009，41：920-925.

22. Brown K M，Stuart M，Montgomery G W，et al. Common sequence variants on 20q11. 22 confer melanoma susceptibility. Nature Genetics，2008，40：838-840.

23. Law M H，Macgregor S，Hayward N K. Melanoma genetics：recent findings take us beyond well-traveled pathways. J Invest Dermatol，2012，132（7）：1763-1774.

24. Macgregor S，Montgomery G W，Liu J Z，et al. Genome-wide association study identifies a new melanoma susceptibility locus at 1q21. 3. Nat Genet，2011，43（11）：1114-1118.

25. Law M H，Bishop D T，Lee J E，et al. Genome-wide meta-analysis identifies five new susceptibility loci for cutaneous malignant melanoma. Nat Genet，2015，47（9）：987-995.

26. Iles M M，Law M H，Stacey S N，et al. A variant in FTO shows association with melanoma risk not due to BMI. Nat Genet，2013，45（4）：428-432，432e1.

27. Bastian B C，Olshen A B，Leboit P E，et al. Classifying Melanocytic Tumors Based on DNA Copy Number Changes. American Journal of Pathology，2003，163：1765-1770.

28. Pedram G，Jewell S S，Morrison L E，et al. Fluorescence in situ hybridization （FISH）as an ancillary diagnostic tool in the diagnosis of melanoma. American Journal of Surgical Pathology，2009，33：1146-1156.

29. Pedram G，Amanda W，Mariam M，et al. Fluorescence in situ hybridization for distinguishing nevoid melanomas from mitotically active nevi. American Journal of Surgical Pathology，2009，33：1783-1788.

中
国
医
学
临
床
百
家

30. Busam K J, Fang Y, Jhanwar S C, et al. Distinction of conjunctival melanocytic nevi from melanomas by fluorescence in situ hybridization. J Cutan Pathol, 2010, 37 (2): 196-203.

31. Dalton S R, Gerami P, Kolaitis N A, et al. Use of fluorescence in situ hybridization (FISH) to distinguish intranodal nevus from metastatic melanoma. Am J Surg Pathol, 2010, 34 (2): 231-237.

32. Gammon B, Beilfuss B, Guitart J, et al. Fluorescence in situ hybridization for distinguishing cellular blue nevi from blue nevus-like melanoma. J Cutan Pathol, 2011, 38 (4): 335-341.

33. Gerami P, Barnhill R L, Beilfuss B A, et al. Superficial melanocytic neoplasms with pagetoid melanocytosis: a study of interobserver concordance and correlation with FISH. Am J Surg Pathol, 2010, 34 (6): 816-821.

34. Newman M D, Mirzabeigi M, Gerami P. Chromosomal copy number changes supporting the classification of lentiginous junctional melanoma of the elderly as a sub-type of melanoma. Modern Pathology An Official Journal of the United States & Canadian Academy of Pathology Inc, 2009, 22: 1258.

35. North J P, Garrido M C, Kolaitis N A, et al. Fluorescence in situ hybridization as an ancillary tool in the diagnosis of ambiguous melanocytic neoplasms: a review of 804 cases. Am J Surg Pathol, 2014, 38 (6): 824-831.

36. Gammon B, Beilfuss B, Guitart J, et al. Enhanced detection of spitzoid melanomas using fluorescence in situ hybridization with 9p21 as an adjunctive probe. Am J Surg Pathol, 2012, 36 (1): 81-88.

37. Gerami P, Cooper C, Bajaj S, et al. Outcomes of atypical spitz tumors with

chromosomal copy number aberrations and conventional melanomas in children. Am J Surg Pathol, 2013, 37 (9): 1387-1394.

38. Gerami P, Li G, Pouryazdanparast P, et al. A highly specific and discriminatory FISH assay for distinguishing between benign and malignant melanocytic neoplasms. Am J Surg Pathol, 2012, 36 (6): 808-817.

39. Maize J C, Mccalmont T H, J Andrew C, et al. Genomic analysis of blue nevi and related dermal melanocytic proliferations. American Journal of Surgical Pathology, 2005, 29: 1214.

40. Bastian B C, Xiong J, Frieden I J, et al. Genetic Changes in Neoplasms Arising in Congenital Melanocytic Nevi : Differences Between Nodular Proliferations and Melanomas. American Journal of Pathology, 2002, 161: 1163-1169.

41. Bastian B C, Leboit P E, Pinkel D. Mutations and copy number increase of HRAS in Spitz nevi with distinctive histopathological features. American Journal of Pathology, 2000, 157: 967-972.

42. Wiesner T, Obenauf A C, Murali R, et al. Germline mutations in BAP1 predispose to melanocytic tumors. Nat Genet, 2011, 43 (10): 1018-1021.

43. Chapman P B, Hauschild A, Robert C, et al. Improved survival with vemurafenib in melanoma with BRAF V600E mutation. N Engl J Med, 2011, 364 (26): 2507-2516.

44. Sosman J A, Kim K B, Schuchter L, et al. Survival in BRAF V600-mutant advanced melanoma treated with vemurafenib. N Engl J Med, 2012, 366 (8): 707-714.

45. McArthur G A, Chapman P B, Robert C, et al. Safety and efficacy of

vemurafenib in BRAF（V600E）and BRAF（V600K）mutation-positive melanoma（BRIM-3）：extended follow-up of a phase 3，randomised，open-label study. Lancet Oncol，2014，15（3）：323-332.

46. Kefford R A，Arkenau H，Brown M P. Phase Ⅰ/Ⅱ study of GSK2118436，a selective inhibitor of oncogenic mutant BRAF kinase，in patients with metastatic melanoma and other solid tumors. J Clin Oncol，2010，28（15）：611.

47. Ascierto P A，Minor D，Ribas A，et al. Phase Ⅱ trial（BREAK-2）of the BRAF inhibitor dabrafenib（GSK2118436）in patients with metastatic melanoma. J Clin Oncol，2013，31（26）：3205-3011.

48. Hauschild A，Grob J J，Demidov L V，et al. Dabrafenib in BRAF-mutated metastatic melanoma：a multicentre，open-label，phase 3 randomised controlled trial. Lancet，2012，380（9839）：358-365.

49. Robert C，Karaszewska B，Schachter J，et al. Improved overall survival in melanoma with combined dabrafenib and trametinib. N Engl J Med，2015，372（1）：30-39.

50. Larkin J，Ascierto P A，Dréno B，et al. Combined vemurafenib and cobimetinib in BRAF-mutated melanoma. N Engl J Med，2014，371（20）：1867-1876.

51. Long G V，Hauschild A，Santinami M，et al. Adjuvant dabrafenib plus trametinib in stage III BRAF-Mutated melanoma. N Engl J Med，2017，377（19）：1813-1823.

52. Amaria R N，Prieto P A，Tetzlaff M T，et al. Neoadjuvant plus adjuvant dabrafenib and trametinib versus standard of care in patients with high-risk，surgically

resectable melanoma：a single-centre，open-label，randomised，phase 2 trial. Lancet Oncol，2018，19（2）：181-193.

53. Bai X，Kong Y，Chi Z，et al. MAPK Pathway and TERT Promoter Gene Mutation Pattern and Its Prognostic Value in Melanoma Patients：A Retrospective Study of 2，793 Cases. Clin Cancer Res，2017，23（20）：6120-6127.

54. Curtin J A，Klaus B，Daniel P，et al. Somatic activation of KIT in distinct subtypes of melanoma. Journal of Clinical Oncology Official Journal of the American Society of Clinical Oncology，2006，24：4340-4346.

55. Guo J，Si L，Kong Y，et al. Phase Ⅱ，open-label，single-arm trial of imatinib mesylate in patients with metastatic melanoma harboring c-Kit mutation or amplification. J Clin Oncol，2011，29（21）：2904-2909.

56. Guo J，Carvajal R D，Dummer R，et al. Efficacy and safety of nilotinib in patients with KIT-mutated metastatic or inoperable melanoma：final results from the global，single-arm，phase Ⅱ TEAM trial. Ann Oncol，2017，28（6）：1380-1387.

57. Zhan Y，Guo J，Yang W，et al. MNK1/2 inhibition limits oncogenicity and metastasis of KIT-mutant melanoma. J Clin Invest，2017，127（11）：4179-4192.

58. Ascierto P A，Schadendorf D，Berking C，et al. MEK162 for patients with advanced melanoma harbouring NRAS or Val600 BRAF mutations：a non-randomised，open-label phase 2 study. Lancet Oncol，2013，14（3）：249-256.

59. Dummer R，Schadendorf D，Ascierto P A，et al. Binimetinib versus dacarbazine in patients with advanced NRAS-mutant melanoma（NEMO）：a multicentre，open-label，randomised，phase 3 trial. Lancet Oncol，2017，18（4）：

435-445.

60. Adjei A A，Cohen R B，Wilbur F，et al. Phase Ⅰ pharmacokinetic and phar-macodynamic study of the oral，small-molecule mitogen-activated protein kinase kinase 1/2 inhibitor AZD6244 （ARRY-142886）in patients with advanced cancers. Journal of Clinical Oncology Official Journal of the American Society of Clinical Oncology，2008，26：2139-2146.

61. Gupta A，Love S，Schuh A，et al. DOC-MEK：a double-blind randomized phase II trial of docetaxel with or without selumetinib in wild-type BRAF advanced melanoma. Ann Oncol，2014，25（5）：968-974.

62. Hatzivassiliou G，Liu B，O'Brien C，et al. ERK inhibition overcomes acquired resistance to MEK inhibitors. Mol Cancer Ther，2012，11（5）：1143-1154.

63. Wong D J，Robert L，Atefi M S，et al. Erratum to：Antitumor activity of the ERK inhibitor SCH722984 against BRAF mutant，NRAS mutant and wild-type melanoma. Mol Cancer，2015，14：128.

64. Morris E J，Jha S，Restaino C R，et al. Discovery of a novel ERK inhibitor with activity in models of acquired resistance to BRAF and MEK inhibitors. Cancer Discov，2013，3（7）：742-750.

65. Sullivan R J，Infante J R，Janku F，et al. First-in-class ERK1/2 inhibitor ulixertinib（BVD-523）in patients with MAPK mutant advanced solid tumors：Results of a phase I dose-escalation and expansion study. Cancer Discov，2018，8（2）：184-195.

66. Hodi F S，O'Day S J，McDermott D F，et al. Improved survival with

中国医学临床百家

ipilimumab in patients with metastatic melanoma. N Engl J Med, 2010, 363 (8):
711-723.

67. Robert C, Thomas L, Bondarenko I, et al. Ipilimumab plus dacarbazine for previously untreated metastatic melanoma. N Engl J Med, 2011, 364 (26): 2517-2526.

68. Eggermont A M, Chiarion-Sileni V, Grob J J, et al. Adjuvant ipilimumab versus placebo after complete resection of high-risk stage III melanoma (EORTC 18071): a randomised, double-blind, phase 3 trial. Lancet Oncol, 2015, 16 (5): 522-30.

69. Eggermont A M, Chiarion-Sileni V, Grob J J, et al. Prolonged Survival in Stage III Melanoma with Ipilimumab Adjuvant Therapy. N Engl J Med, 2016, 375 (19): 1845-1855.

70. Ishida Y, Agata Y, Shibahara K, et al. Induced expression of PD-1, a novel member of the immunoglobulin gene superfamily, upon programmed cell death. Embo Journal, 1992, 11: 3887-3895.

71. Freeman G J, Long A J, Iwai Y, et al. Engagement of the PD-1 immunoinhibitory receptor by a novel B7 family member leads to negative regulation of lymphocyte activation. Journal of Experimental Medicine, 2000, 192: 1027-1034.

72. Keir M E, Liang S C, Indira G, et al. Tissue expression of PD-L1 mediates peripheral T cell tolerance. Journal of Experimental Medicine, 2006, 203: 883-895.

73. Francisco L M, Salinas V H, Brown K E, et al. PD-L1 regulates the development, maintenance, and function of induced regulatory T cells. Clinical Immunology, 2009, 131: 41.

74. Dong H，Strome S E，Salomao D R，et al. Tumor-associated B7-H1 promotes T-cell apoptosis：a potential mechanism of immune evasion. Nature Medicine，2002，8：793-800.

75. Fanoni D，Tavecchio S，Recalcati S，et al. New monoclonal antibodies against B-cell antigens：possible new strategies for diagnosis of primary cutaneous B-cell lymphomas. Immunol Lett，2011，134（2）：157-160.

76. Topalian S L，Hodi F S，Brahmer J R，et al. Safety，activity，and immune correlates of anti-PD-1 antibody in cancer. N Engl J Med，2012，366（26）：2443-2454.

77. Hamid O，Robert C，Daud A，et al. Safety and tumor responses with lambrolizumab（anti-PD-1）in melanoma. N Engl J Med，2013，369（2）：134-144.

78. Topalian S L，Sznol M，McDermott D F，et al. Survival，durable tumor remission，and long-term safety in patients with advanced melanoma receiving nivolumab. J Clin Oncol，2014，32（10）：1020-1030.

79. Robert C，Ribas A，Wolchok J D，et al. Anti-programmed-death-receptor-1 treatment with pembrolizumab in ipilimumab-refractory advanced melanoma：a randomised dose-comparison cohort of a phase 1 trial. Lancet，2014，384（9948）：1109-1017.

80. Robert C，Long G V，Brady B，et al. Nivolumab in previously untreated melanoma without BRAF mutation. N Engl J Med，2015，372（4）：320-330.

81. Robert C，Schachter J，Long G V，et al. Pembrolizumab versus Ipilimumab in advanced melanoma. N Engl J Med，2015，372（26）：2521-2532.

82. Weber J，Mandala M，Del Vecchio M，et al. Adjuvant Nivolumab versus Ipilimumab in resected stage Ⅲor Ⅳ melanoma. N Engl J Med，2017，377（19）：1824-

1835.

83. Eggermont A M M，Blank C U，Mandala M，et al. Adjuvant Pembrolizumab versus Placebo in resected stage 3 melanoma. N Engl J Med，2018，378（19）：1789-1801.

84. Syn N L，Teng M W L，Mok T S K，et al. De-novo and acquired resistance to immune checkpoint targeting. Lancet Oncol，2017，18（12）：731-741.

85. Van Allen E M，Miao D，Schilling B，et al. Genomic correlates of response to CTLA-4 blockade in metastatic melanoma. Science，2015，350（6257）：207-211.

86. Tumeh P C，Harview C L，Yearley J H，et al. PD-1 blockade induces responses by inhibiting adaptive immune resistance. Nature，2014，515（7528）：568-571.

87. Teng M W，Ngiow S F，Ribas A，et al. Classifying cancers based on T-cell infiltration and PD-L1. Cancer Res，2015，75（11）：2139-2145.

88. Zaretsky J M，Garcia-Diaz A，Shin D S，et al. Mutations associated with acquired resistance to PD-1 blockade in melanoma. N Engl J Med，2016，375（9）：819-829.

89. Sucker A，Zhao F，Pieper N，et al. Acquired IFN γ resistance impairs anti-tumor immunity and gives rise to T-cell-resistant melanoma lesions. Nat Commun，2017，8：15440.

90. Chaput N，Lepage P，Coutzac C，et al. Baseline gut microbiota predicts clinical response and colitis in metastatic melanoma patients treated with ipilimumab. Ann Oncol，2017，28（6）：1368-1379.

91. Wolchok J D，Kluger H，Callahan M K，et al. Nivolumab plus ipilimumab in

advanced melanoma. N Engl J Med，2013，369（2）：122-133.

92. Wolchok J D，Chiarion-Sileni V，Gonzalez R，et al. Overall survival with combined Nivolumab and Ipilimumab in advanced melanoma. N Engl J Med，2017，377（14）：1345-1356.

93. Davar D，Wang H，Chauvin J M，et al. Phase Ⅰb/Ⅱstudy of Pembrolizumab and Pegylated-Interferon Alfa-2b in advanced melanoma. J Clin Oncol，2018，25：JCO1800632.

94. Ribas A，Hodi F S，Callahan M，et al. Hepatotoxicity with combination of vemurafenib and ipilimumab. N Engl J Med，2013，368（14）：1365-1366.

95. Formenti S C，Demaria S. Combining radiotherapy and cancer immunotherapy：a paradigm shift. J Natl Cancer Inst，2013，105（4）：256-265.

96. Deng L，Liang H，Burnette B，et al. Irradiation and anti-PD-L1 treatment synergistically promote antitumor immunity in mice. J Clin Invest，2014，124（2）：687-695.

97. Belcaid Z，Phallen J A，Zeng J，et al. Focal radiation therapy combined with 4-1BB activation and CTLA-4 blockade yields long-term survival and a protective antigen-specific memory response in a murine glioma model. PLoS One，2014，9（7）：e101764.

98. Postow M A，Callahan M K，Barker C A，et al. Immunologic correlates of the abscopal effect in a patient with melanoma. N Engl J Med，2012，366（10）：925-931.

99. Sullivan R J，Lawrence D P，Wargo J A，et al. Case records of the Massachusetts General Hospital. Case 21-2013. A 68-year-old man with metastatic

melanoma. N Engl J Med，2013，369（2）：173-183.

100. Grimaldi A M，Simeone E，Giannarelli D，et al. Abscopal effects of radio-therapy on advanced melanoma patients who progressed after ipilimumab immunothera-py. Oncoimmunology，2014，3：28780.

101. Barker C A，Postow M A，Khan S A，et al. Concurrent radiotherapy and ipilimumab immunotherapy for patients with melanoma. Cancer Immunol Res，2013，1（2）：92-98.

102. Ott P A，Hu Z，Keskin D B，et al. An immunogenic personal neoantigen vaccine for patients with melanoma. Nature，2017，547（7662）：217-221.

103. Sahin U，Derhovanessian E，Miller M，et al. Personalized RNA mutanome vaccines mobilize poly-specific therapeutic immunity against cancer. Nature，2017，547（7662）：222-226.

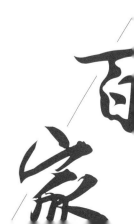

附录：西京皮肤医院色素病组成员发表的黑素瘤相关文章

1. Wang L，Guo W，Ma J，et al. Aberrant SIRT6 expression contributes to melanoma growth：Role of the autophagy paradox and IGF-AKT signaling.Autophagy，2018，14（3）：518-533.（IF 11.1）

2. Yang Y，Guo W，Ma J，et al. Downregulated TRPV1 Expression Contributes to Melanoma Growth via the Calcineurin-ATF3-p53 Pathway，2018 Mar 23.pii：S0022202X（18）317482.（IF 6.287）

3. Guo W，Ma J，Pei T，et al .Up-regulated deubiquitinase USP4 plays an oncogenic role in melanoma.J Cell Mol Med，2018，22（5）：2944-2954.（IF 4.499）

4. Guo W，Wang H，Yang Y，et al. Down-regulated miR-23a Contributes to the Metastasis of Cutaneous Melanoma by Promoting Autophagy.Theranostics，2017，7（8）：2231-2249.（IF 8.712）

5. Borst A，Haferkamp S，Grimm J，et al. BIK is involved in BRAF/MEK inhibitor induced apoptosis in melanoma cell lines.Cancer Lett，2017，404：70-78.（IF 4.40）

6. Xu P, Ma J, Ma J, et al. Multiple pro-tumorigenic functions of the human minor Histocompatibility Antigen-1 (HA-1) in melanoma progression.J Dermatol Sci, 2017, 88 (2): 216-224. (IF 3.335)

7. Shi Q, Liu H, Han P, et al. Genetic Variants in WNT2B and BTRC Predict Melanoma Survival.J Invest Dermatol, 2017, 137 (8): 1749-1756. (IF 6.287)

8. Dai W, Xu X, Li S, et al. SOX4 Promotes Proliferative Signals by Regulating Glycolysis through AKT Activation in Melanoma Cells..J Invest Dermatol, 2017, 137 (11): 2407-2416. (IF 6.287)

9. Xu Y, Wang Y, Liu H, et al. Genetic variants in the metzincinmetal lopeptidase family genes predict melanoma survival.Molecular Carcinogenesis, 2018, 57 (1): 22-31. (IF 4.185)

10. Han P, Gao F, Liu H, et al. Reduced mRNA expression of nucleotide excision repair genes in lymphocytes and risk of squamous cell carcinoma of the head and neck.Carcinogenesis, 2017, 38 (5): 504-510. (IF 5.105)

11. Liu S, Wang Y, Xue W, et al. Genetic variants in the genes encoding rho GTPases and related regulators predict cutaneous melanoma-specific survival.J Cancer, 2017, 141 (4): 721-730. (IF 6.513)

12. Li H, Wang Y, Liu H, et al. Genetic variants in the integrin signaling pathway genes predict cutaneous melanoma survival.Int J Cancer, 2017, 140 (6): 1270-1279. (IF 6.513)

13. Liu L, Zhang W, Gao T, et al. Is UV an etiological factor of acral melanoma？ J Expo Sci Environ Epidemiol, 2016, 26 (6): 539-545. (IF 3.185)

14. Ge R, Liu L, Dai W, et al. Xeroderma Pigmentosum Group A Promotes Autophagy to Facilitate Cisplatin Resistance in Melanoma Cells through the Activation of

PARP1. J Invest Dermatol，2016，136（6）：1219-1228.（IF 6.287）

15. Guo S，Guo W，Li S，et al.Serum miR-16：A Potential Biomarker for Predicting Melanoma Prognosis. J Invest Dermatol，2016，136（5）：985-993.（IF=6.287）

16. Cui T，Yi X，Guo S，et al.Identification of Novel HLA-A*0201-Restricted CTL Epitopes in Chinese Vitiligo Patients. Sci Rep，2016，6：36360.（IF 5.578）

17. Zhu G，Yi X，Haferkamp S，et al. Combination with γ-secretase inhibitor prolongs treatment efficacy of BRAF inhibitor in BRAF-mutated melanoma cells.Cancer Lett，2016，376（1）：43-52.（IF 4.40）

18. Wang L，Gao T，Wang G. Invasive onychocytic carcinoma. J Cutan Pathol，2015，42（5）：361-367.

19. Yi X，Zhu G，Li Y，et al. Establishment of a novel Chinese metastatic melanoma cell line showing the new cytogenetic and biological properties. Cell Biol Int，2015，39（4）：508-514.（IF 1.933）

20. Zhang N，Wang L，Zhu G N，et al. The association between trauma and melanoma in the Chinese population：a retrospective study. J Eur Acad Dermatol Venereol，2014，28（5）：597-603.（IF 2.694）

21. Huang Y，Yi X，Jian Z，et al. A single-nucleotide polymorphism of miR-196a-2 and vitiligo：an association study and functional analysis in a Han Chinese population. Pigment Cell Melanoma Res，2013，26（3）：338-347.（IF 5.839）

22. Luan Q，Sun J，Li C，et al. Mutual enhancement between heparanase and vascular endothelial growth factor：a novel mechanism for melanoma progression. Cancer Lett. 2011，308（1）：100-111.（IF 4.40）

23. Niu J，Jiang C，Li C，et al. Foxp3 expression in melanoma cells as a possible mechanism of resistance to immune destruction. Cancer Immunol Immunother，2011，

60（8）：1109-1118.（IF 4.559）

24. Wang H，Yu Y Q，Liao W J，et al. Negative regulation of endogenous protein kinase Calpha on the dynamic change of carbachol-induced intracellular calcium response in different melanoma cells. J Cell Physiol，2009，221（2）：276-282.（IF 4.313）

25. Li C，Zhao H，Hu Z，et al. Genetic variants and haplotypes of the caspase-8 and caspase-10 genes contribute to susceptibility to cutaneous melanoma. Hum Mutat，2008，29（12）：1443-1451.（IF 5.144）

26. Li C，Liu Z，Wang L E，et al. Haplotype and genotypes of the VDR gene and cutaneous melanoma risk in non-Hispanic whites in Texas：a case-control study. Int J Cancer，2008，122（9）：2077-2084.（IF 6.513）

27. Li C，Chen K，Liu Z，et al. Polymorphisms of TP53 Arg72Pro，but not p73 G4C14>A4TA4 and p21 Ser31Arg，contribute to risk of cutaneous melanoma. J Invest Dermatol，2008，128（6）：1585-1588.（IF 6.287）

28. Li C，Hu Z，Lu J，et al. Genetic polymorphisms in DNA base-excision repair genes ADPRT，XRCC1，and APE1 and the risk of squamous cell carcinoma of the head and neck. Cancer，2007，110（4）：867-875.（IF 4.889）

29. Li C，Hu Z，Liu Z，et al. Polymorphisms of the neuronal and inducible nitric oxide synthase genes and the risk of cutaneous melanoma：a case-control study. Cancer，2007，109（8）：1570-1578.（IF 4.889）

30. Li C，Wang G，Gao Y，et al. TNF-alpha gene promoter -238G>A and -308G>A polymorphisms alter risk of psoriasis vulgaris：a meta-analysis. J Invest Dermatol，2007，127（8）：1886-1892.（IF 6.287）

31. Li C，Hu Z，Wang L E，et al. Polymorphisms in the DNA Repair Genes XPC，XPD，and XPG and Risk of Cutaneous Melanoma：a Case-Control Analysis.

Cancer Epidemiol Biomarkers Prev，2006，15：1-7.（IF 4.125）

32. Li C，Liu Z，Zhang Z，et al. Genetic Variants of the Vitamin D Receptor Gene Alter Risk of Cutaneous Melanoma. J Invest Dermatol，2007，127（2）：276-280.（IF 6.287）

33. Li C，Liu Z，Wang L E，et al. Genetic variants of the ADPRT，XRCC1 and APE1 genes and risk of cutaneous melanoma. Carcinogenesis，2006，27：1894-1901.（IF 5.105）

34. Li C，Larson D，Zhang Z，et al. Polymorphisms of the FAS and FAS ligand genes associated with risk of cutaneous malignant melanoma. PharmacogenetGenomics，2006，16：253-263.（IF 3.218）

35. Li C，Gao T W，Wang G，et al. The effect of antisense tyrosinase related protein 1 on melanocytes and malignant melanoma cells. Br J Dermatol，2004，150：1081-1090.（IF 4.275）

36. Gao T W，Liu R Q，Ye Q Y. Significance of aberrant melanosomes in the diagnosis of malignant melanoma. J Med Coll PLA，1993，1：17-20.

37. 赵艳红，宋璞，高天文 . PD-1 PD-L1 抗体在黑素瘤临床治疗中的进展 . 中国肿瘤临床，2016，13：589-592.

38. 肖茜，王超，齐显龙，等 . 警惕色素痣——黑素瘤的危险信号 . 医学争鸣，2012，4：38-40.

39. 高天文，栾琪 . 黑素瘤认知中的十大误区 . 医学争鸣，2012，6：13-15.

40. 刘启方，周晓燕，徐玉荣，等 . 甲磺酸伊马替尼对黑素瘤细胞 Hs294T 生物学活性的影响 . 中华皮肤科杂志，2012，6：404-407.

41. 刘启方，周晓燕，廖文俊，等 . 黑素瘤细胞及表皮黑素细胞中酪氨酸激酶 c-abl，c-kit 和 PDGFRα ／ β 的表达 . 中国皮肤性病学杂志，2011，7：511-514.

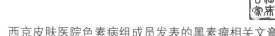

42. 王雷，廖文俊，王刚，等. 恶性雀斑样黑素瘤 6 例临床及组织病理学分析. 临床皮肤科杂志，2010，10：609-611.

43. 王雷，廖文俊，王刚，等. 恶性雀斑样黑素瘤 6 例临床及组织病理学分析. 临床皮肤科杂志，2010，10：609-611.

44. 王雷，廖文俊，王刚，等. 女阴黑素瘤 5 例临床及组织病理学特点. 临床皮肤科杂志，2010，9：573-576.

45. 王雷，廖文俊，王刚，等. 22 例甲下黑素瘤临床及组织病理学分析. 临床皮肤科杂志，2010，4：205-207.

46. 王欢，廖文俊，于耀清，等. 不同发展阶段黑素瘤细胞中 Wnt5A 和 Wnt11 基因表达的动态变化. 第四军医大学学报，2008，8：740-742.

47. 谢杨新，廖文俊，孙林潮，等. 环氧合酶 2 在人恶性黑素瘤中高表达. 中华皮肤科杂志，2007，2：101-103.

48. 殷河慧，廖文俊，王岩，等. RNA 干扰技术抑制人恶性黑素瘤细胞 A375 中淋巴样增强因子 mRNA 及蛋白表达. 中华皮肤科杂志，2006，4：200-203.

49. 于晓云，李强，高天文. 白癜风患者血清抗黑素细胞抗体与恶性黑素瘤的相关性研究. 中国皮肤性病学杂志，2006，10：597-599.

50. 谢杨新，廖文俊，孙林潮，等. 消炎痛对人恶性黑素瘤 Libr 细胞系的生长抑制作用. 中国美容医学，2006，4：372-373.

51. 李春英，高天文，王刚，等. TRP-1 反义核酸转染黑素细胞黑素瘤细胞的光镜及电镜观察. 中国皮肤性病学杂志，2005，1：6-8，41.

52. 李淼，陈宇萍，王刚，等. 从大容量人源噬菌体抗体库中筛选抗黑素瘤特异性抗体. 细胞与分子免疫学杂志，2005，5：602-604.

53. 高滢，李春英，马翠玲，等. 恶性黑素瘤和普通痣细胞痣组织中双链 RNA 依赖的蛋白激酶的表达. 中华皮肤科杂志，2005，12：748-750.

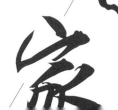

54. 殷河慧，廖文俊，高滢，等 . 淋巴样增强因子 -1 在恶性黑素瘤组织中的表达及意义 . 中华医学杂志，2005，22：1573-1575.

55. 殷河慧，廖文俊，高滢，等 . β 联蛋白和淋巴样增强因子 1 在恶性黑素瘤中的表达 . 中华皮肤科杂志，2005，11：665-667.

56. 李春英，高天文，齐显龙，等 . TRP-1 反义核酸抑制恶性黑素瘤细胞增殖的体外及体内研究 . 中国肿瘤生物治疗杂志，2004，4：281-284.

57. 林颖，李春英，高天文 . 外科手术治疗皮肤黑素瘤的进展 . 国外医学：皮肤性病学分册，2004，2：114-116.

58. 杨军，高天文，王刚，等 . 黑素瘤患者噬菌体抗体库的构建与筛选 . 细胞与分子免疫学杂志，2004，5：588-591.

59. 李春英，高天文 . TNF 相关的凋亡诱导配体及其受体与恶性黑素瘤的凋亡 . 中国皮肤性病学杂志，2003，4：279-281.

60. 李春英，刘玉峰，高天文 . 恶性黑素瘤免疫治疗研究进展 . 临床皮肤科杂志，2003，9：558-560.

61. 何弘，高天文 . 恶性黑素瘤微转移检测手段的研究现状 . 中国麻风皮肤病杂志，2003，6：591-593.

62. 何弘，高天文 . 21 世纪恶性黑素瘤临床诊治进展 . 医学综述，2002，1：1-2.

63. 高天文 . 恶性黑素瘤治疗研究现状 . 中国皮肤性病学杂志，2000，1：47-49.

64. 王雷，廖文俊，王刚，等 . 结缔组织增生性 Spitz 痣和色素性梭形细胞痣临床及组织病理学特征 . 临床皮肤科杂志，2008，8：500-502.

65. 高天文，李春英，齐显龙，等 . 色痣的再认识 . 中华皮肤科杂志，2004，11：680-681.

66. 李春英，高天文，刘玉峰 . 酪氨酸酶相关蛋白 -1 的基因克隆表达及纯化 . 中国皮肤性病学杂志，2001，6：368-370.

67. 何弘，高天文，李青，等.59 例恶性黑素瘤误诊临床分析.中国皮肤性病学杂志，2004，8：504.

68. 高天文，李竹英.临床两次误诊的恶性黑素瘤 1 例.第四军医大学学报，2002，1：91.

69. 王志勇，王雷，高天文.播散性 Spitz 痣 3 例.临床皮肤科杂志，2011，1：49-50.

70. 王雷，廖文俊，王刚，等.足跖和阴茎 Spitz 痣.临床皮肤科杂志，2008，12：785-786.

71. 王雷，杨励，刘玉峰，等.斯皮茨痣 16 例临床及组织病理分析.临床皮肤科杂志，2006，10：640-642.

72. 王雷，杨励，范雪莉，等.簇发性斯皮茨痣.临床皮肤科杂志，2006，9：593-594

73. 栾琪，高天文，李春英，等.TAG1 抗原 HLA-A2 限制性表位预测及 Hsp70 融合蛋白的表达纯化.第四军医大学学报，2005，20：1865-1867

74. 李淼，陈宇萍，王刚，等.从大容量人源噬菌体抗体库中筛选抗黑素瘤特异性抗体第四军医大学学报，2005，23：2174

75. 李廷慧，高天文，李春英，等.TRP-1 B 细胞表位区在酵母中的表达纯化及生物学活性研究中国皮肤性病学杂志.2004，5：263-266

76. 李春英，高天文，李廷慧，等.TRP-1 编码基因反义核酸对黑素细胞增殖及功能的影响中华皮肤科杂志，2004，2：68-70.

77. 李廷慧，高天文，李春英，等.抗酪氨酸酶相关蛋白 - Ⅰ B 细胞表位区多克隆抗体的制备及鉴定细胞与分子免疫学杂志，2003，3：263-265.

78. 李春英，刘玉峰 高天文.恶性黑素瘤免疫治疗研究进展.临床皮肤科杂志，2003，9：558-560.

79. 李春英，高天文.恶性黑素瘤基因研究新进展.实用肿瘤杂志，1998，13(6)：321-323.

80. 高天文，刘荣卿. 恶性黑素瘤病因及病理机制研究进展. 实用肿瘤杂志，1998，13（6）：323-325.

81. 高天文，刘玉峰. 对色素痣恶变几个问题的探讨. 中国皮肤性病学杂志，1996，10（1）：1.

82. 高天文，刘玉峰. 恶性黑素瘤的生物治疗及手术治疗研究进展. 国外医学肿瘤学分册，1994：217-219.

83. 高天文，刘荣卿，叶庆佾，等. 异常黑素小体在恶性黑素瘤诊断中的意义 // 陆士新. 中国癌症研究进展. 云南科技出版社，1994：304.

84. 高天文，刘荣卿，叶庆佾，等. 先天性小痣在恶性黑素瘤发生中的地位 // 陆士新. 中国癌症研究进展. 云南科技出版社，1994：310.

85. 高天文，刘荣卿，叶庆佾，等. 核仁组成区银染色的计数方法探讨 // 陆士新. 中国癌症研究进展. 云南科技出版社，1994：315.

86. 高天文，刘荣卿，叶庆佾，等. 先天性小痣的超微病理改变. 中国皮肤性病学杂志，1993，1：6.

87. 高天文，刘荣卿，叶庆佾，等. 色素痣细胞及表皮黑素细胞培养. 中华皮肤科杂志，1993，1：51.

88. 高天文，刘荣卿，叶庆佾. 先天性小痣恶变 9 例. 临床皮肤科杂志，1993，22（4）：195.

89. 高天文，刘荣卿. N-ras p21 蛋白在皮肤、软组织肿瘤中的表达. 中国皮肤性病学杂志，1993，7（4）：207.

90. 高天文，刘荣卿. 结内向神经分化的黑素瘤. 临床皮肤科杂志，1993，5：254.

91. 高天文，刘荣卿. 恶性黑素瘤增生活性研究现状. 国外医学皮肤病学分册，1992，2：80-82.

92. 高天文，刘荣卿，叶庆佾，等 . 无色素性恶性黑素瘤免疫组化染色研究 . 中华皮肤科杂志，1992，4：222-224.

93. 高天文，刘荣卿，叶庆佾，等 . 黑素细胞肿瘤抗人增殖细胞抗体 Ki-67 标染研究 . 第三军医大学学报，1992，5：427-429.

94. 刘荣卿，高天文 . 无色素性恶性黑素瘤的诊断探讨 . 实用肿瘤杂志，1992（3）：152-154.

95. 高天文，刘荣卿 . 肿瘤增生活性研究的技术方法 . 国外医学肿瘤学分册，1991，5：297-298.

96. 高天文，刘荣卿，叶庆佾，等 . 恶性黑素瘤、色素痣显微分光光度计 DNA 定量研究 . 中华皮肤科杂志，1992，1：29-31.

97. 高天文，刘荣卿，叶庆佾，等 . 浅薄恶性黑素瘤 12 例病理分析 . 临床皮肤科杂志，1991，20（2）：66-67.

98. 高天文，刘荣卿，叶庆佾，等 . 黑素细胞肿瘤核仁组成区银染色研究 . 临床皮肤科杂志，1991，6：287-289.

99. 高天文，刘荣卿，叶庆佾，等 . N-ras p21 蛋白在黑素细胞肿瘤中的表达 . 中华医学杂志，1991，10：592-594.

100. 高天文，刘荣卿 . 恶性黑素瘤免疫组化诊断研究进展 . 国外医学：皮肤性病学分册，1990，4：195-197.

101. 高天文，刘荣卿，叶庆佾 . 发育不良性痣——恶性黑素瘤的前身 . 国外医学皮肤病学分册，1989，1：23-25.

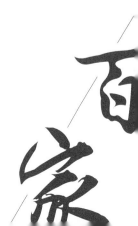

出版者后记

Postscript

　　科学技术文献出版社自1973年成立即开始出版医学图书，40余年来，医学图书的内容和出版形式都发生了很大变化，这些无一不与医学的发展和进步相关。《中国医学临床百家》从2016年策划至今，感谢600余位权威专家对每本书、每个细节的精雕细琢，现已出版作品近百种。2018年，丛书全面展开学科总主编制，由各个学科权威专家指导本学科相关出版工作，我们以饱满的热情迎来了《中国医学临床百家》丛书各个分卷的诞生，也期待着《中国医学临床百家》丛书的出版工作更加科学与规范。

　　近几年，中国的临床医学有了很大的发展，在国际医学领域也开始崭露头角。以北京天坛医院牵头的CHANCE研究成果改写美国脑血管病二级预防指南为标志，中国一批临床专家的科研成果正在走向世界。但是，这些权威临床专家的科研成果多数首先发表在国外期刊上，之后才在国内期刊、会议中展现。如果出版专著，又为多人合著，专家个人的观点和成果精华被稀释。为改变这种零落的展现方式，作为科技部所属的唯一一家出版机构，我们有责任为中国的临床医生提供一个系统展示临床研究成果的舞台。为此，我们策划出版了这套高端医学专著——《中国医学临床百家》丛书。

"百家"既指临床各学科的权威专家，也取百家争鸣之义。

丛书中每一本书阐述一种疾病的最新研究成果及专家观点，按年度持续出版，强调医学知识的权威性和时效性，以期细致、连续、全面展示我国临床医学的发展历程。与其他医学专著相比，本丛书具有出版周期短、持续性强、主题突出、内容精练、阅读体验佳等特点。在图书出版的同时，同步通过万方数据库等互联网平台进入全国的医院，让各级临床医师和医学科研人员通过数据库检索到专家观点，并能迅速在临床实践中得以应用。

在与作者沟通过程中，他们对丛书出版的高度认可给了我们坚定的信心。北京协和医院邱贵兴院士说"这个项目是出版界的创新……项目持续开展下去，对促进中国临床学科的发展能起到很大作用"。中国人民解放军第二军医大学孙颖浩校长表示"我鼓励我国的泌尿外科医生把自己的创新成果和宝贵的经验传播给国内同行，我期待本丛书的出版"；北京大学第一医院霍勇教授认为"百家丛书很有意义"。我们感谢这么多临床专家积极参与本丛书的写作，他们在深夜里的奋笔，感动着我们，鼓舞着我们，这是对本丛书的巨大支持，也是对我们出版工作的肯定，我们由衷地感谢作者的支持与付出！

在传统媒体与新兴媒体相融合的今天，打造好这套在互联网时代出版与传播的高端医学专著，为临床科研成果的快速转化服务，为中国临床医学的创新及临床医师诊疗水平的提升服务，我们一直在努力！

科学技术文献出版社